急救与自救

第 2 版

主 编 强 锐 闫 波

副主编 张 晨 郑美兰 任凤娥 贾静梅 孔 众 王敬旭 武小娜 崔 晗

编 委（按姓名汉语拼音排序）

成翠红 宁波老年康复医院	孙蓓蓓 北京市昌平区东小口社区卫生服务中心
崔 晗 河北省邯郸市鸡泽县人民医院	
方小勇 航天科工集团七三一医院	王敬旭 河北省邯郸市鸡泽县人民医院
谷 磊 北京市小汤山医院	王 磊 北京市小汤山医院
贾静梅 河北省邯郸市鸡泽县人民医院	王连馥 北京大学航天临床医学院
孔 众 北京大学航天临床医学院	王玉良 北京市小汤山医院
兰雨欣 北京燕化医院	武小娜 河北省邢台市南和区人民医院
刘 戈 中国人民解放军第二五四医院	闫 波 北京大学航天临床医学院
刘嘉伟 北京大学航天临床医学院	曾秋楠 北京优联医院
刘 挺 北京大学航天临床医学院	张 晨 北京市昌平区霍营社区卫生服务中心
刘 毅 河南大学郑州颐和医院	
罗英华 北京市昌平区霍营社区卫生服务中心	张海滨 北京大学航天临床医学院
	张学敏 河北省邯郸市馆陶县安静村第二卫生室
强 锐 北京市昌平区沙河医院	
任凤娥 河北省邯郸市馆陶县人民医院	郑美兰 北京市昌平区霍营社区卫生服务中心
石 艳 北京市昌平区霍营社区卫生服务中心	
史纪增 鲁西南医院	郑松昀 延边大学医学院

北京大学医学出版社

JIJIU YU ZIJIU

图书在版编目（CIP）数据

急救与自救 / 强锐，闫波主编 . —2 版 . —北京：
北京大学医学出版社，2023.5
ISBN 978-7-5659-2786-7

Ⅰ.①急⋯　Ⅱ.①强⋯②闫⋯　Ⅲ.①急救－基本知
识②自救互救－基本知识　Ⅳ.① R459.7 ② X4

中国版本图书馆 CIP 数据核字（2022）第 233679 号

急救与自救（第 2 版）

主　　编：强　锐 闫　波
出版发行：北京大学医学出版社
地　　址：（100191）北京市海淀区学院路 38 号　北京大学医学部院内
电　　话：发行部 010-82802230；图书邮购 010-82802495
网　　址：http://www.pumpress.com.cn
E-mail：booksale@bjmu.edu.cn
印　　刷：北京信彩瑞禾印刷厂
经　　销：新华书店
责任编辑：赵　欣　责任校对：靳新强　责任印制：李　啸
开　　本：710 mm×1000 mm　1/16　印张：7　字数：116 千字
版　　次：2023 年 5 月第 2 版　2023 年 5 月第 1 次印刷
书　　号：ISBN 978-7-5659-2786-7
定　　价：39.00 元

《《 前　言 》》

2008 年，我荣幸成为了一名基层卫生医疗机构的全科医生，从事社区卫生工作，2016 年成为北京市全科医学基层百名优师，对社区常见病、多发病、慢性病的医疗救治有了较深的理解。2018 年，我开始系统接触和介入院前急救工作。几年来，在老前辈和老专家们的关心支持下，阅读了一些书籍资料，接触了一些专业人员，参与了一些研究活动，开展了一些实践探索，特别是新冠疫情发生以来，我和同事们一起在社区卫生急救工作方面做了大量探讨，有的形成了思想成果，有的进入了实际运行。

在这几年工作当中，我有幸结识了闫波老师，也对 2013 年出版的《急救与自救》这本书有了更新的认识，同时也萌生了将其再次梳理的想法。于是列出提纲，形成框架，边想边写，产生了目前这个"小品"。可以说这是一本科普类书籍，也可以说是对基层医务工作者和居民大众的一个系统汇报。再版的目的是推广大众自救、互救的技术方法，学会识别急性病先兆，尤其是急性心肌梗死、心绞痛、脑卒中等恶性急性病的早期表现，学习掌握好生命体征判断的知识和技能，更好地完善"社区大众自救、互救—社区医院急救—中心医院急救"的三级体系，从而提高医疗机构的抢救成功率，减小致残率。

本书的立意主要是从急救、自救、互救三个角度研究，尤其是针对随机性强、流动性强、环境差异、时间紧急等急救特点，对多样复杂的病种进行了深入的解析，让您在有限的时间内，充分了解急救知识。这就是本书想要告诉您的。

本书以图文并茂的形式展开，普及基本的急救、自救、互救知识与技能，让更多的人学会自救，学会互救。结合人们的日常生活和常见的急危重症、急性中毒、损伤以及自然灾害等，介绍了急救、自救与互救的常识和技术，希望能给读者带来有益的帮助。

强　锐

2022 年 4 月 6 日

(((目 录)))

总　论

🍊 急救与自救的理念

急救与自救是以时间就是生命为理念，是对生命敬畏的具体行动。急救的目的一是快速救命，二是及时保护生命功能。脑组织在常温缺血缺氧下只能耐受4分钟，但是在心肺复苏术下可以延长到20分钟左右，目击心搏停止后的立即心肺复苏为脑组织功能恢复赢得时间窗；早期除颤，即4分钟以内的除颤可以提高成活率；10分钟以内对严重失血、窒息、气道梗阻患者进行正确的施救，可以成功挽救2/5的生命。而目前，打电话呼叫救护车到救护车赶到事发的社区现场的反应时间往往不能保证在10分钟以内。所以在没有专业人员到达之前，10分钟的时效性不仅仅是电话呼叫救护车，而且是由家属、社区居民、目击者电话呼叫救护车后拥有的宝贵的急救时间。这个时间段的时效性在某种意义上讲甚至远大于其后的专业人员的抢救。重视建立社区大众的自救、互救网是社区急救最重要的一级。

据流行病学调查显示，危重的多发伤、严重创伤和（或）失血性休克患者的伤后"黄金一小时"内，前10分钟又是决定性的"白金十分钟"。

任何灾害发生后，要在10分钟内得到社会急救体系的救护是有一定困难的。随着工业化快速发展和环境的破坏，灾害频发，如果不能提高大众的互救与自救理念和知识，就很难提高伤病员的及时救治率、生存率，降低致残率和死亡率。

社区急救、家庭互救与自救的急救医学知识，既可以作为急救志愿者的初级急救技术培训选学内容，也可以作为我国人民大众的初级医学知识选学内容，起到教育社会民众珍爱生命，懂得基本医疗的社会价值与作用，能在发生急症时自救、互救和更好地配合专业医务人员急救。

🍊 建立以急救互救与自救为起点的健康中国社会急救体系

建立社区急救网络框架

根据国家对社区发展建设的方向，学习国外先进的经验，从长远考虑要发展120急救网络平台，在这个平台上建立"社区大众自救、互救—社区医院急救—中心医院急救"的三级体系。形成"全民大众—120网络—医院救治"的急救链才能形成一个完整的社会急救体系，才有可能提升社会整体急救效能，促进健康中国的社会急救水平快速提高。

社区医院的建设

现代居民多是以社区为生活中心，发病也多在社区内。当患者发生紧急情况时，往往在第一时间自救互救或被送往社区医院进行救治，在120急救系统未到达现场时，第一现场的救治是由居民自救互救和社区医生完成的，因此，社区医院的急救能力和急救设备就是决定患者预后的重要因素之一。

建立以链式流程为框架的社区急救体系

提高复苏生存率的五个步骤（生存链）

- 立即识别心脏骤停并呼叫急救医疗系统（120）。
- 尽早进行心肺复苏，着重于早期胸外心脏按压。
- 快速除颤。
- 早期有效的高级生命支持。
- 综合的心脏骤停后治疗。

1. 大众多链式流程自救、互救预案

（1）明确高危者：根据筛查或体检明确家人、同事等人群中可能出现心脏猝死、心脏病发作、卒中及气道异物阻塞和高风险意外伤害等常见意外伤病高危者。

（2）识别先兆：警惕与识别意外伤病的早期先兆，积累意外伤病的早期表现，要学习掌握好生命体征判断知识和技能。

（3）报警：当发现出现呼吸异常、意识异常、体位异常的症状后立即报警，而不是等待死亡后再报警。报警包括大声呼救、电话呼叫120等。

（4）现场急救与自救的知识和技术：包括正确判断生命体征并根据判断结果进行相应的急救处置、解除气道异物、正确通气、引吐和基础心肺复苏术等，是在专业人员到来之前的救命措施。另外，有组织的急救志愿者应学习掌握除颤、止血、包扎、固定、搬运和防止再损伤的急救技能。

2. 社区大众自救互救组织框架

（1）社区大众急救的基础框架：组织多层面的大众急救宣传培训；设置醒目的急救器械；设置供社区居民学习的急救流程。

A. 建立以家庭为单位的急救单位：家庭中有心血管、脑血管、呼吸系统等高危风险患者，应该派人进行急救培训。

3

B. 单元志愿者：对志愿者进行急救培训，其可以完成本单元内的急救帮助，主要包括急救互救和呼救。

C. 大楼设置救护小组：由多个志愿者组成救护小组。

D. 社区内建立急救站：由社区工作人员、退休医师、志愿者等组织而成，进行急救培训、急救演练（以社区、大楼、单元、家庭为单位的急救演练）、高危人群筛查等义务服务。

（2）社区医院急救网络建设：社区医院的建设是关键的环节。急救人员素质的提高、急救人员长期培训和准入制度的建立、筛查高危人群、建立对讲呼叫通信网络、配备足够的急救器材都需要政府和社会的大力支持。

A. 急救人员素质的提高：包括基本急救技术的熟练掌握、急救新理念的学习等。社区医师肩负着历史的重任，进行着开拓性的工作，他们的成长与发展保证了社区急救网络发挥高效作用。

B. 急救人员长期培训和准入制度的建立：对社区医院内部职工进行长期的业务培训，逐步建立适合社区医院医护人员的准入制度等。

C. 高危人群筛查：及早发现高危人群，有针对性地检查家庭急救预案。

D. 建立对讲呼叫通信网络：通过揿压按钮把急救信息传递给社区急救医师，可在 5 分钟以内得到理想的急救。

E. 配备足够的急救器材：配备除颤器械、便携式呼吸机、现场急救器械，在 4 分钟内可以除颤，进行呼吸、循环支持。

（3）社区急救网络与 120、医院的有机衔接：在以上急救网络中，如何使社区急救网络与 120、医院有机衔接也是关系患者最终预后的重要一环。

健康中国的社区急救与家庭互救体系建设

具体措施

与国外发达的急救网络体系比较，如何提高社区急救体系对猝死抢救后的成功率还有很长的路要走，需要采取多手段、多方法进行急救体系的建设。具体的措施有以下几点。

1. 需要政府政策的大力扶持。

2. 需要急救体系网络化的规范。

3. 需要加强社区医院的建设。

4. 需要健全急救培训制度。

5. 需要政府参与的大众急救培训的推广。

6. 需要提高急救医护人员的技术水平等。

培训

除了社区急救网络的法律法规建设、硬件的投入外，同时还要进行大众急救培训工作。国家不可能在短时间内成立一个专门的机构做全民急救培训，即使有这样一个机构，面对 14 亿人，也是杯水车薪！那么，现阶段谁能完成这个历史任务呢?

全国从事急诊专业的医务人员们将是完成现阶段我国急救事业中社会急救教育培训的主力军。

1. 全国医院的急诊科是急救队伍的人力储备：全国有数万的急诊从业人员，在急救一线的医疗力量就是人力储备。

2. 急诊科医务人员具备急救的经验和能力的储备：他们面对的各类灾害事件最多，经验最丰富，锻炼、积累了抢救的能力。

3. 急诊科医务人员具备突发事件的心理应急储备：多年的磨炼使他们具有超过常人心理负荷的能力。

4. 急诊科已经形成了自身急救教育培训的模式，这种面向大众的教育培训对他们而言只是改变了授课对象而已。

全国急诊医务人员的力量是巨大的，这将是急诊界医务人员完成提高全民族急救水平这一伟大历史使命的珍贵机遇。

准备工作

要完成这项光荣的任务，还需要从以下几个方面做好准备。

1. 加强社区医院急诊硬件建设，使之达到信息化管理，不断完善基础设施建设，更新医疗设备，使其布局合理，配套功能齐全。要完善社区医院内急救指挥和调度系统，如成立急救指挥领导小组；建立和完善地面卫星定位跟踪系统、无线对讲系统、车载电话系统等。选派责任心强、思路敏捷、身体健康、急救经验丰富的医务人员充实到急诊第一线。建立起布局合理、设施良好、功能完备、技术精湛、指挥有力、调度协调、急救高效的新型急诊科。

2. 改善行业医疗机构之间的业务管理关系，在突发事件发生后，可以统一指挥，共享资源信息，发挥整体力量。

3.提高认识，转变观念，做好社会急救教育培训工作。例如，急诊专业人员存在重视院内、轻视院外急救工作的现象；对于做好社会急救教育培训工作，从预防的角度看，全民急救水平的提高可以减少急诊伤病数量。所有医务人员都应看到，减少人民的疾苦是医务工作者最高的理想，只有这样才能做好社会急救教育培训这项工作，使社会大众受益。

急救箱（包）

准备好一个急救箱，是为了预防紧急情况发生时的需要，比如在家里、单位或汽车上。随身携带急救箱或放置在能轻易找到的地方，工作的时候也能知道急救箱在什么位置。

推荐家庭用的急救箱：

- 记录与急救有关的电话号码和医师的重要建议。
- 2 个包装的可吸收压缩敷料。
- 不同型号的 2～5 卷绷带。
- 1 个可粘的布料。
- 5 支抗生素软膏，每支包装大约是 1 克。
- 5 个防腐剂包。
- 2 个包装的阿司匹林。
- 2 个包装的硝酸甘油。
- 1 个包装的胺碘酮。
- 1 个呼吸面罩（单向阀的）。
- 2 副大号尼龙手套。
- 2 支氢化可的松软膏。
- 1 卷 3 寸、1 卷 4 寸宽的绷带。
- 5 个纱布垫，3 寸 ×3 寸。
- 5 个 4 英寸 ×4 英寸纱布垫。
- 体温计 1 个。
- 水银血压计 1 个。
- 听诊器 1 部。
- 1 瓶 500 毫升生理盐水。
- 1 个瞬时冷冻敷料。

- 2 条三角巾绷带。
- 止血带 1 个。
- 有齿镊子 1 把。
- 剪刀 1 把。
- 1 条毯子。
- 1 本急救手册。
- 定期检查急救箱，过期物品及时更换，保证手电筒的电池可用。

急救与互救的自我保护原则

抢救中需要的自我保护原则是非常重要的。在不同的场景中，自我保护的内容和方法是不同的。

1. 在公路上，防止再次车祸导致伤亡。这样的例子很多，由于专心于抢救伤员，援助者被后面的汽车撞倒。

2. 发现有溺水者，如果没有能力抢救落水者，不要贸然下水。如果下水，一定要做好防护。

3. 发现现场有电线时，用绝缘物品把电线移开，防止触电。

4. 如果要去井下、深坑、储藏窖等抢救他人时，要防止气体中毒。没有防护不要施救，要及时报警。

5. 抢救时可能要接触患者的体液，如何处理和选择？只要暴露于任何一种体液下，复苏者和患者都有潜在的疾病传播风险。具有最大的疾病传播风险的是那些经常做心肺复苏（CPR）的人，如院内和院前的医务人员、院前急救员、急救系统的工作人员、法律授予权利的公共人员、救火员、军人和其他可能作为第一反应人的复苏者。正确地告诫他们避免接触血液和体液，院前感染疾病的传播风险不会高于院内。

复苏者（外行人或职业者）感染艾滋病病毒（HIV）或乙肝病毒（HBV）的可能性是很小的。尽管在医务人员和患者之间有输血、沾血器械刺破皮肤的传播，但在 CPR 中由于口对口呼吸而传播者未被证实。直接的口对口复苏可以发生唾液交换，然而，HBV 阳性的唾液并未显示可以由口腔黏膜、共用的污染器或 HBV 携带者传播。另外也未证实在蚊虫叮咬、疫苗接种、切口污染、开放伤口中由感染 HBV 患者的唾液传染。理论上，唾液或呼吸道传播疾病应该在急救互救过程中防范。呼吸道传播疾病如结核病和其他呼吸道感染等情况的传播风险是很大的。

不成功的心肺复苏者可能存在严重的长时间机体和精神症状，如悲伤反应，充满压力，压力常使他们感觉疲劳和不稳定，导致慢性焦虑、压抑、崩溃。为了让复苏者克服这些感觉和悲伤，"危急事件报告"制度是有益的。"危急事件报告"在每次复苏之后都要进行，要讨论他们的想法、感受和操作过程。理想的状况是每个复苏小组成员都要发表"危急事件报告"：详细分析做了些什么，为什么会发生，讨论哪些事情做对了，哪些事情做错了。"危急事件报告"也是一个学习和改进下一次急救的有益机会。有条件者可与急诊医务人员咨询交流以得到建议。

关键点：没有要求您一定要为别人做口对口人工呼吸，您可以选择正确打开气道和胸外心脏按压。

🐌 生命体征的检查与判断

生命体征的判断尤其要正确，这是一切抢救措施的开始。许多人不敢参加抢救意外者，惧怕自己起不到积极作用，就是因为不会判断生命体征。如果知道伤病员已经濒临死亡，就要立即心肺复苏，并按现场心肺复苏的流程进行；如果伤病员呼之不应但心搏、呼吸存在，应采取其他措施护理好伤病员，呼叫120转运到医院进一步处置。

人的生命体征有意识状态、呼吸情况、心搏血压情况、体温四项。紧急时刻，要检查前三项。如果伤病员病情稳定，可再检查其他项目。

1. 判断意识：看到患者卧躺在地上，要先检查患者是否有意识存在。伤病员对问话、拍打、推动等外界刺激无反应，表示伤病员已意识不清或丧失，病情危重。可采用以下三个办法序贯进行判断。

（1）声音刺激：轮流贴近伤病员两耳大声呼喊"喂，你怎么了！"。强调贴近耳朵是考虑到可能此人已昏迷或者是耳聋患者。

（2）触觉刺激：双手同时拍打伤病员双肩和未损伤的前额部（而不是面部、胸部、四肢等，要避免可能的损伤部位）。拍打和呼喊可以同时进行。

（3）痛觉刺激：用力捏患者的胸大肌、虎口，按压人中（而不是拍）。通过以上方法，若确定患者没有意识，就要尽快寻求后续支持，高声呼救"快来人啊，有人发病了，快拨打急救电话"（图1），请别人帮忙呼叫救护车。判断患者意识的过程要在5秒钟内完成，以免延误救治时间。保护好患者头部的同时，将伤病员翻成仰卧姿势，放在硬实平整的平面上，以便下一步的检查和救治。

关键点：检查伤病员呼之不醒，就应该立即呼叫 120；如果伤病员被叫醒，通过其他判断认定伤病严重，仍然要呼叫 120。

图 1　拍打、呼喊

2. 判断呼吸：这是在意识判断的基础上对生命体征的进一步判断。正常人每分钟呼吸 12～18 次，生命垂危时呼吸变快、变浅、不规则。临终前呼吸变慢、不规则，甚至呼吸停止。判断呼吸前应使患者水平仰卧，解开颈部纽扣，打开气道。打开气道常用的方法有仰头举颏法和托下颌法。

（1）仰头举颏法：施救者位于患者一侧，一手置于患者前额向后加压使头后仰，另一手（除拇指外）的手指置于下颏外之下颌骨上，将颏部上举，使下颌角与耳垂连线垂直于地面（90°），打开气道。注意勿压迫颏下软组织，以免压迫气道（图 2）。

（2）托下颌法：施救者位于患者头侧，两肘置于患者背部同一水平面上，用双手抓住患者两侧下颌角向上牵拉，使颏向前，同时两拇指可将下唇下拉，使口腔气道通畅（图 3）。要同时查看是否有口腔异物，若有，则用手指快速掏出。如有松动的义齿（假牙）应取下。

图 2　仰头举颏法　　　　　　　　图 3　托下颌法

9

图 4 检查颈动脉

判断呼吸包括三项内容：①视检：看胸部有无起伏。②听检：听患者口鼻部有无气流声音。③感觉：检查者用耳贴近患者口鼻，耳部汗毛有无风吹拂的感觉。

关键点：掌握开放气道的方法，达到下颌角与耳垂连线与地面垂直。及时开放气道本身就可以让气道梗阻者恢复呼吸功能。

3. 判断循环：正常人心搏为 60 ～ 100 次 / 分；严重创伤（如大出血）时，心搏快于 100 次 / 分，脉弱，脉搏细而速；死亡则心搏停止。检查心脏是否搏动，最简易、最可靠的检查部位是桡动脉和颈动脉。查颈动脉时，抢救者用 2 ～ 3 个手指放在患者气管与颈部肌肉间轻轻按压（图 4），时间不多于 10 秒；查桡动脉时，在腕部横纹桡侧（拇指一侧）轻轻按压。

如果施救者是专业人员，则首先判断颈动脉有无搏动，手指所感受到的搏动是否为假象；如果颈动脉有搏动，进一步粗测搏动的频率：小于 30 次 / 分或大于 180 次 / 分应视同无搏动。如果脉搏在合适的范围内，再进一步通过感受脉搏的强度来估计血压值：可以摸到颈动脉代表血压（高压）不低于 40 mmHg；摸到肱动脉、股动脉代表血压不低于 60 mmHg；摸到桡动脉代表血压不低于 70 mmHg，摸到足背动脉代表血压不低于 90 mmHg。

对于非专业人员，要判断颈动脉有无搏动确有难度，需要反复实践，但其他部位均可以完成。

关键点：

（1）最新国际复苏指南建议，对非专业人员不应要求过高，只要没有意识和呼吸就可以视为没有循环，直接开始进行心肺复苏。

（2）触摸动脉及判断心搏：要掌握多部位动脉的搏动点。既判断心搏是否存在，也判断血压的范围，还可以压迫该部位，止住远端出血。

（3）要求掌握 3 处动脉搏动点：桡动脉（手腕拇指侧）、股动脉（大腿根部，腹股沟中点）和足背动脉（足背最高处）。

4. 检查瞳孔：瞳孔也是判断生命状态的一个根据。正常时两眼瞳孔等大等圆，遇光则迅速缩小，危重伤病员两眼瞳孔不等大、不等圆，或缩小或扩大或偏斜，对光刺激无反应。呼吸停止、心搏停止、双侧瞳孔固定散大是死亡的三大特征。出现尸斑则为不可逆的死亡。

关键点：

（1）眼睛是心灵的窗口，对光反射消失是危险的信号。

（2）意识丧失、呼吸停止、心搏停止是判断死亡的三个体征。

要求：掌握判断方法，知道正确数值；实践中要连续动态检查；判断每个指征的变化趋势。所观察到的资料要详细汇报给专业人员，这一点非常重要！

说明：在紧张忙乱的现场救治时，我们的工作难免会走形，因此要牢记心肺复苏的基本内容，使这些内容变成我们的一种本能。

各 论

(((徒手心肺复苏术)))

患者心搏、呼吸突然停止时的特有的一组表现：

1.意识突然丧失，患者昏倒于各种场合。

2.面色苍白或转为发绀。

3.瞳孔散大。

4.部分患者可有短暂抽搐，伴口眼偏斜，随即出现全身肌肉松软。

心搏呼吸停止与否，应作综合性判断，但因时间宝贵，可先判断意识，此后再作进一步判断。

一、判断意识和畅通呼吸道——A

（一）判定患者有无意识

【方法】

1.轻轻摇动患者肩部，高声喊叫"喂，你怎么啦？"如认识，可直接呼喊其姓名。

2.若无反应，立即用手指压人中穴、合谷穴约5秒钟。

注意要点：

1.按压穴位时间应在10秒钟以内，不可太长！患者出现眼球活动、四肢活动或感疼痛后立即停止按压穴位。

2.摇动肩部，不可用力过重，以防加重骨折等损伤。

（二）呼救

一旦初步确定患者神志昏迷，应立即招呼周围的人前来协助抢救。

【方法】

大叫"来人哪！救命啊！"（图5）

注意要点：

一定要呼叫其他人来帮忙，因为一个人做心肺复苏术不可能坚持较长时间，而且劳累后动作不准确，影响

图5 呼救

复苏效果。叫来的人除协助心肺复苏术外，还应立即打"120"呼救专线电话或救护站的呼救电话，或呼叫更多的人前来帮助。

（三）将患者放置于适当体位

正确的抢救体位是仰卧位。患者头、颈、躯干应躺平、摆直、无扭曲，双手放在躯干两侧。

【方法】

如患者摔倒时面部向下，应在呼救的同时小心转动患者，转动中要确保患者全身各部成为一个整体。千万不能只拉两臂先转上半身，再转下半身；也不能只拉两腿先转下半身，再转上半身。尤其要注意保护颈部，可以一手托住颈部，另一手扶着肩部，使病员平稳地转动至仰卧位（图6），躺在平整而坚实的地面或床板上，两下肢可抬高 20°～30°。

图 6　放至仰卧体位

注意要点：

1.抢救者跪于患者身旁，先将患者手臂举过头，拉直双腿，再将整个身体翻转过来。

2.注意保护颈部。

3.最好能解开患者上衣，暴露胸部，或仅留内衣。

（四）畅通呼吸道

【方法】

仰头举颏（或托下颌）：一手置于前额使头部后仰，另一手的示指（食指）与中指置于下颌骨近下颏处（或双手抓住患者两侧下颌角处），抬起下颏（颌）（图2）。

注意要点：

1.手指不要压迫患者颈前部、颌下组织，以防压迫气道。

2.不要使颈部过度伸展。

（五）判断呼吸

在畅通呼吸道之后，可以用下述方法明确判断呼吸是否存在。

【方法】

维持开放气道位置，用耳贴近患者口鼻，头部侧向患者胸部。

注意要点：

1. 保持气道开放位置。

2. 观察 5 秒钟左右。

3. 有呼吸者，注意气道是否通畅。

4. 无呼吸者，立即胸外心脏按压。

5. 有部分患者因呼吸道不通畅而发生窒息，以致心搏停止。往往可在畅通呼吸道后，呼吸恢复，心搏亦恢复。

二、人工呼吸——B

（一）口对口人工呼吸

在畅通呼吸道、判断患者无呼吸后，即应胸外心脏按压 30 次后再做口对口人工呼吸 2 次。

【方法】

1. 在保持呼吸道畅通和患者口部张开的位置下进行。

2. 用按于前额一手的拇指与示指，捏闭患者的鼻孔（捏紧鼻翼下端）。

3. 抢救开始后，首先吹气两口，以扩张萎陷的肺，并检验开放气道的效果，每次吹气要快，持续 1 秒钟。

4. 抢救者深吸一口气后，张开口贴紧患者的嘴（要把患者的口部完全包住）。

5. 用力向患者口内吹气（吹气要求快而深），直至患者胸部上抬。

6. 一次吹气完毕后，应立即与患者口部脱离，稍稍抬起头部，眼视患者胸部，吸入新鲜空气，以便做下一次人工呼吸。同时放松捏鼻的手，以便患者从鼻孔呼气，此时患者胸部向下塌陷，并有气流从口鼻排出（图 7）。

图 7　口对口人工呼吸

7. 每次吹入气量为 700 ～ 1000 毫升。

注意要点：

1. 口对口呼吸时可先垫上一层薄的织物。

2. 每次吹气量不要过大，> 1000 毫升可造成胃大量充气。

3. 吹气时暂停按压胸部。

4. 儿童吹气量需视年龄不同而异，以胸廓上抬为准。

5. CPR 时，每按压胸部 30 次后，吹气 2 口，即 30 ∶ 2。

6. 有脉搏而无呼吸者，每 5 秒钟吹气一口，也就是每分钟吹气 10 ～ 12 次。

（二）口对鼻人工呼吸

当患者牙关紧闭不能张口，口腔有严重损伤时可改用口对鼻人工呼吸（图 8）。

【方法】

1. 开放患者气道。

2. 使患者口部紧闭。

3. 深吸气后，用力向患者鼻孔吹气。

4. 呼气时，使患者口部张开，以利于气体排出。

图 8　口对鼻人工呼吸

5. 观察及其他注意点同口对口人工呼吸。

三、人工循环——C

建立人工循环是指用人工的方法促使血液在血管内流动，并使人工呼吸后带有新鲜空气的血液从肺部血管流向心脏，再流经动脉，供给全身主要脏器，以维持重要脏器的功能。

（一）判断患者有无脉搏

患者心搏停止后，脉搏亦即消失。颈动脉位置靠近心脏，容易反映心搏的情况。此外，颈部暴露，便于迅速触摸，易于学会及牢记。

触摸确定有无颈动脉搏动费时且对非医护人员而言并不可靠，故只要患者意识丧失，呼吸停止，即可胸外心脏按压。

对于医护人员，判断患者有无脉搏可用下述方法。

【方法】

1. 在开放气道的位置下进行。

2. 一手置于患者前额，使头部保持后仰，另一手在靠近抢救者一侧触摸颈动脉。

3.可用示指及中指指尖先触及气管正中部位，男性可先触及喉结，然后向旁滑移 2～3 厘米，在气管旁软组织深处轻轻触摸颈动脉搏动（图 4）。

注意要点：

1.触摸颈动脉不能用力过大，以免颈动脉受压，妨碍头部血供。不应在正常人体练习触摸颈动脉。

2.检查时间不要超过 10 秒钟。

3.未触及搏动表明心搏已停止，注意避免触摸感觉错误（可能将自己手指的搏动感觉为患者脉搏）。

4.判断应综合审定，如无意识，再加上触摸不到脉搏，即可判定心搏已经停止。

（二）胸外心脏按压

人工建立循环的方法有两种：①胸外心脏按压；②开胸心脏按压。在现场急救中，主要应用前一种方法。

【方法】

1.按压胸骨正中线中下 1/3 处。

2.患者应仰卧于硬床板或地上。

3.快速测定按压部位：两乳头连线与胸骨正中线交叉处。

将一手掌根部置于按压点，另一手掌根部重叠放于前者之上，使手指向上方翘起，也可采用两手手指交叉抬起法（图 9）。

4.抢救者双臂应绷直，双肩在患者胸骨上方正中，垂直向下用力按压，按压利用髋关节为支点，以肩、臂部力量向下按压（图 10）。

图 9　胸部按压时两手手指交叉抬起

图 10　抢救者双臂绷直

5.按压用力要领

（1）按压应平稳、有规律地进行，不能间断。

（2）不能冲击式地猛压，下压及向上放松的时间应大致相等。

（3）垂直用力向下，不要左右摆动。

（4）放松时定位的手掌根部不要离开胸骨定位点，尤其强调不能移动按压位置，但应尽量放松，务必使胸骨不受任何压力。

6.按压频率：100～120次/分。

7.按压深度：成人5～6厘米，儿童2～4厘米，婴儿1～2厘米。

8.判断按压是否有效：如有两名抢救者，则一人按压有效时，另一人应能触及患者颈动脉或股动脉搏动。

9.胸外按压常见错误

（1）按压时除掌根部贴在胸骨外，手指也压在胸壁上，这容易引起肋骨或肋软骨骨折。

（2）按压定位不正确：向下错位易使剑突受压折断而致肝破裂。向两侧错位易致肋骨或肋软骨骨折，导致气胸、血胸。

（3）抢救者按压时肘部弯曲：因而用力不垂直，按压力量减弱，按压深度达不到5厘米（图11）。

（4）冲击式按压、猛压，其效果差，且易导致骨折。

（5）放松时抬手离开胸骨定位点，造成下次按压部位错误，引起骨折。

（6）放松时未能使胸部充分松弛，胸部仍承受压力，使血液难以回到心脏。

（7）按压速度不自主地加快或减慢，会影响按压的效果。

（8）两手掌不是重叠放置，而呈交叉放置（图12）。

图11 常见错误——按压时肘部弯曲

图12 常见错误——两手掌交叉放置

四、徒手心肺复苏的步骤

一个人要想熟练地完成一系列心肺复苏术的操作，应遵循以下过程：

1. 判断有无意识和呼吸。

2. 无意识和呼吸者立即行：①胸外按压；②打开气道；③人工呼吸。在专业指南上称之为 CAB 程序。

具体做法分解为八步法：

1. 首先判断昏倒的人有无意识。

2. 如无反应，立即呼救，叫"来人啊！救命啊！"

3. 迅速将患者放置于仰卧位，并放在地上或硬板上。

4. 判定患者有无呼吸。

5. 如无呼吸，立即在正确定位下做胸外心脏按压。

6. 开放气道（仰头举颏或托下颌法）。

7. 每完成 30 次按压，需完成 2 次人工呼吸，如此反复进行，直到协助抢救者赶来，或专业医务人员赶到。

8. 如用救护车运送患者，应持续做心肺复苏，中断时间不得超过 5 秒钟。

异物卡喉窒息的手法（海姆利希手法）

进食时因食物和异物卡喉窒息的患者，不能说话、不能呼吸，这时需要你的紧急帮助，但是不要去叩击患者的背部，这将使情况恶化，最好的办法是立即采用海姆利希（Heimlich）手法。

患者被食物和异物卡喉后，将会用一手放到喉部，这就是所谓的 Heimlich 征象（图 13）。此时可以询问患者，"你卡着了吗？"如患者点头表示"是的"，即应立即施行 Heimlich 手法抢救。但如无这一苦恼的征象，则应观察以下征象：①患者不能说话或呼吸；②面、唇青紫；③失去知觉。

图 13　Heimlich 征象

一、应用于成人

用以下 4 个步骤，可安全而迅速地解除异物卡喉引起的呼吸道阻塞：

1. 抢救者站在患者的背后，用两手臂环绕患者的腰部（图 14）。

2. 一手握拳，将拳的拇指一侧放在患者胸廓下和脐上的腹部。

3. 用另一手抓住拳头（图 15），快速向上重重压迫患者的腹部，但不能用拳击和挤压，不要

图 15　一手握拳，另一手抓住拳头

图 14　抢救者从患者背后，用两手臂环绕患者腰部

21

挤压胸廓，冲击力限于你的手上，不能用你的双臂加压，记住这句话："患者的生命在你的手上！"

4.重复以上步骤，直到异物排出。

二、应用于婴幼儿

使患儿平卧、面向上，躺在坚硬的地面或床板上，抢救者跪下或立在其足侧（图16）；或你取坐位，并使患儿骑坐在你的两大腿上、背朝你，用你两手的中指和示指放在患儿胸廓下和脐上的腹部，快速向上重击压迫（图17），但要很轻柔，重复之，直到异物排出。

图16 婴幼儿仰面平卧，抢救者在其足侧施救

图17 患儿骑坐在抢救者的两大腿上

三、自救法

可采用上述用于成人4个步骤中的第2、3、4三点，或稍稍弯下腰去，靠在一固定的水平物体上（如桌子边缘、椅背、扶手栏杆等），对着边缘压迫你的上腹部（图18），快速向下冲击，重复之，直至异物排出。当你异物卡喉时，切勿离开有其他人在场的房间，可用手势表示Heimlich征象，以求救援。

四、应用于无意识的患者

使患者仰面平卧，抢救者面对患者，骑跨在患者的髋部，用你的一手置于另一手上，将下面一手的掌根放在胸廓下和脐上的腹部。用你身体的重量，快速向下冲击压迫患者的腹部（图 19），重复之，直至异物排出。

图 18　患者将腹部压在椅背上　　图 19　患者仰面平卧，抢救者骑跨在患者的髋部

五、食物和异物卡喉窒息的预防

当然，重要的还在于预防进食时食物和异物卡喉，应注意以下几点：①将食物切成细块。②充分咀嚼。③口中含有食物时，应避免大笑、讲话、行走和跑步。④不允许儿童将小的玩具放入口中。

有下列情况者，进食时应格外注意：①有义齿（假牙）者；②饮酒后进食者。

六、应用于溺水患者

现在，Heimlich 手法还能应用于其他一些情况，如抢救溺水患者。在将吸入气道的水排出以前，溺水患者不能吸入空气进至肺部。可用下列两种方法帮助患者排出吸入气道的水。

1. 使患者站立在浅水池中，水的浮力可减轻患者的体重。

（1）抢救者站在患者背后，并将你的手臂环绕患者的腰部。

（2）一手握拳，将拳的拇指侧放在胸廓下和脐上的腹部。

（3）用另一手抓住拳头，用快速向上的冲击力压迫患者的腹部。

（4）重复之，直至不再有水从患者口中排出。

2. 患者平躺在地

（1）使患者仰面平卧，将其面部转向一侧，使水可以从口中排出。

（2）抢救者面对患者，骑跨在患者的髋部。

（3）将一手放在另一手背上，将下面一手的掌根部放在患者胸廓下和脐上的腹部。

（4）以你的体重用快速向下的冲击力压迫患者的腹部，重复之，直至不再有水从患者口中排出。

⦅ 急救通气技术 ⦆

通气的目的是保持呼吸道通畅，避免出现窒息死亡。呼吸与脉搏是人体生命最重要的生命征象，人体所需的氧是经呼吸获得的。氧气通过呼吸道至肺，进入血循环，运送至全身供组织细胞利用。而机体新陈代谢过程中所产生的二氧化碳也通过呼吸排出体外。成人每分钟呼吸 12 ～ 18 次，儿童每分钟约 30 次，初生婴儿可达 40 ～ 50 次 / 分。

意外创伤和急危重病伤员当出现呼吸困难或呼吸停止时，应在现场争分夺秒进行抢救，排除呼吸道阻塞，开放气道，并进行人工呼吸。

1. 通气障碍的初期表现：患者不能讲话，呈吸气性哮喘样，继而呼吸困难，有明显的"三凹"体征（胸骨上切迹、锁骨上窝和肋间隙随吸气动作向内凹陷）、发绀直至呼吸停止、死亡。

2. 通气方法：在发现严重创伤、昏迷、异物阻塞等可能造成窒息的伤员时，使其取仰卧位，并把伤员放在远离有害气体、通风良好的地方，检查口、鼻气道有无阻塞，如呕吐物、血块、泥、草、义齿（假牙）、舌后坠等，松开伤员衣领、内衣、腰带。根据疾病不同，有不同的通气法。

呼吸停止后的人工呼吸在现场主要采用口对口（鼻）吹气法。亦可插入口咽通气管后，利用面罩和简易呼吸器进行人工呼吸。有条件做气管内插管时，则可连接各种呼吸机进行控制呼吸。

（1）头后仰位：为解除舌后坠所造成的呼吸道梗阻，可将伤员取仰卧位，头、颈、胸处于同一轴线，双肩略垫高。一手置于伤员前额向下用力，使头后仰，另一手置于颈后向上用力，通过一上一下用力配合，使头后仰，口微张；也可用一手置于伤员前额，另一手的示指与中指放在下颏处，抬起下颏（仰头举颏法），使头后仰，达到伸直呼吸道、保持通气的目的。若估计颈部有损伤，则应避免伤员头部过分后仰，也不能左右转动。若必须转动，则应保持头、颈、胸在同一轴线上。

（2）稳定侧卧位法：对昏迷而有呼吸者，可采用稳定侧卧位法来保持通气。先使伤员仰卧，然后把靠近抢救者一侧的腿弯曲，其同侧手臂置于其臀部下方，轻柔缓慢地将伤员转向抢救者，使伤员头后仰，位于上方的手置于脸颊下方以维持头部后仰及防止脸朝下，下方的手臂置于背后以防止伤员向后翻转（图20）。

图20　稳定侧卧位法

（3）手法清理气道：如发现气道有异物阻塞，可先使伤员头仰起，术者一手用拇、示指拉出舌头，另一手示指伸入口腔和咽部，迅速将血块等异物抠出；若伤员牙关闭合，则可用两示指从伤员口角处插入口腔内顶住下牙，两拇指与示指交叉用力打开口腔，清理气道；也可用一示指从伤员口角处插入，经颊部与牙齿间进入口腔，并一直伸至上下臼齿之间，将口张开。若患者呕吐，在没有禁忌证的情况下，应将头部偏向一侧，防止呕吐物误吸入肺，引起窒息和其他并发症（图21）。

图21　清理气道

（4）托颌牵舌法：昏迷伤员的舌后坠堵塞咽喉部，可以用手把下颌骨托向前，将舌牵出，使咽喉部通畅，然后用口咽或鼻咽管来维持（图22）。

图22　托颌牵舌法

（5）击背法：对于急性气道堵塞，使伤员上半身前倾或半俯卧，一手支托其胸骨前，用另一手掌猛击其背部两肩胛骨之间，促使咳嗽，将上呼吸道的堵塞物咳出。也可以使用手法或其他较复杂的方法，如环甲膜穿刺和气管内插管等处理。

（6）环甲膜穿刺和气管造口术：紧急情况下，如上述方法不能奏效时，可用大号粗针头做环甲膜穿刺或做环甲膜切开术以便紧急通气。必要而且条件许可时，还可做紧急气管造口术。环甲膜穿刺或气管切开通气是上呼吸道梗阻时开放气道的急救措施之一，可为正规气管切开术和挽救生命赢得时间。

环甲膜穿刺：环甲膜在环状软骨与甲状软骨之间。先用手指在两软骨之间做好定位，在最紧急情况下可用 1 根粗针头直接穿刺环甲膜通气（图 23）。

气管造口术：由医务人员完成。术者一手固定患者的气管和皮肤，另一手用手术刀在环甲膜上先做 1 厘米长短的皮肤横切口，用刀尖穿通环甲膜并旋转 90°，以保持环甲膜确实敞开，然后插入气管导管或其他可用作通气的导管。该技术可用于有自主呼吸者的人工通气或气管内吸引。

关键点：这两种方法多由医务人员完成，只有经过训练的急救志愿者在紧急时才能操作。

图 23　环甲膜穿刺

《 创伤急救四项技术 》

创伤常因失血和疼痛而休克甚至危及生命,是当代人类四大死因之一。因此,正确及时地进行急救是降低死亡率和致残率的根本所在。

止血

出血在外伤很常见,是早期死亡的主要原因。血液是维持生命的重要物质保障,被誉为"生命之河"。成人的血液约占自身体重的8%。失血量达血液总量的20%就会出现明显的休克症状,当失血量达40%时,就危及生命,因此及时正确有效地进行止血是非常重要的。

1.出血特点

(1)动脉出血:血色鲜红。血液由伤口喷射状流出,短时间内造成大量血液流失,危险性最大。

(2)静脉出血:血色暗红,血液不断地从伤口流出。

(3)毛细血管出血:血液从创面缓缓渗出。这种出血危险性不大。

(4)出血可分为内出血和外出血两类。

内出血是外伤后胸腹腔内脏和(或)血管破裂出血,血液积聚在体腔内,从体表看不见血液。

外出血是血液自体表伤口流出,多为锐器伤,可以从体表看见出血的情况。

2.出血的表现

不论内出血还是外出血,如不及时救治,当失血量达到20%以上时,就会出现低血容量性休克,表现为脸色苍白、口唇青紫、出冷汗、四肢发凉、烦躁不安或表情淡漠、反应迟钝、呼吸急促、心悸气促、脉搏细弱或触摸不到、血压下降或测不到等。

3.止血方法

(1)指压止血:对动脉出血尤其是小动脉出血,用手指在伤口近侧端(近心端)用力将动脉血管压迫在骨骼上达到止血目的。指压止血是一种迅速有效的临时止血方法。

a. 头顶及颞部出血时压迫颞浅动脉止血（图 24）：用拇指或示指在耳屏前稍下方正对下颌关节处用力压迫。

b. 腮部及颜面部出血压迫面动脉（图 25）：用拇指或示指在下颌角骨凹陷处压迫面动脉。

图 24　颞浅动脉压迫法

图 25　面动脉压迫法

c. 头、颈部大出血压迫颈总动脉止血（图 26）：用拇指或其余四指在气管外侧（平甲状软骨）胸锁乳突肌前侧将伤侧颈总动脉压于颈椎横突上。注意不要同时压迫两侧颈总动脉。

d. 上肢出血压迫肱动脉止血（图 27）：将上肢抬高外展外旋，用拇指或四指在上臂肱二头肌内侧沟处，用力将肱动脉压迫于肱骨上。

图 26　颈总动脉压迫法

e. 下肢出血压迫股动脉止血（图 28）：在腹股沟中点稍下方、大腿根部可触摸到一强大的搏动点，即股动脉，用双手拇指叠放施以重力可压迫止血。

图 27　肱动脉压迫法

图 28　股动脉压迫法

图 29　指动脉压迫法

f. 手指出血压迫指动脉止血（图 29）：将伤指抬高，用示指和拇指分别压迫伤指的指根两侧。

指压止血应准确压迫动脉，压迫力度要适中，压迫 10 ～ 15 分钟。

（2）加压包扎止血：对于小血管出血或毛细血管出血可采用加压包扎止血（图 30）。在出血处先用消毒纱布覆盖，再用绷带加压包扎起来即可达止血目的。

图 30　包扎压迫止血

图 31　橡皮带止血法

注意：纱布厚度要够，覆盖面积要超过伤口，绷带加压包扎。

（3）止血带止血：对于四肢的大动脉出血，一般方法不能止血时可用止血带止血。

a. 橡皮带止血：有市售的专用橡皮止血带，也可用胶带剪成条使用。先在伤口近侧端用纱布、毛巾或伤者的衣服等垫好，然后缚紧止血带止血（图 31）。

b. 就便材料绞紧止血：如手边没有橡皮止血带，可使用身旁一些材料代替，如三角巾、绷带、手绢、布条等，折叠成条状缠绕在伤口上方，缠绕部位也应用衬垫垫好（图 32）。

图 32　绞紧止血法

止血带止血注意事项：止血带使用不当可造成严重的并发症，如肢体因缺血而坏死，造成肢残。使用时应注意以下几点：

- 止血带下必须有三角巾、毛巾、衣服等衬垫，不能直接缠在肢体上。
- 止血带的松紧度以达到出血停止，摸不到远端脉搏为合适。
- 止血带应扎在伤口的近端（近心端），靠近伤口处。上臂出血，止血带应在上臂的上 1/3 处，下肢出血应扎在大腿中部。
- 止血带使用时间应控制在 50 分钟以内，如需较长时间使用，应每隔 40 ~ 50 分钟松止血带 1 分钟，以暂时恢复血液循环，防止远端肢体缺血坏死。
- 如肢体伤势严重已不能保留，止血带不必松解，直到手术截肢。如止血带放松后仍有大出血加重休克，则不应松止血带，先保命，后保全肢体。
- 扎止血带后，在伤者明显部位加上标记，注明扎止血带的时间。
- 严禁用电线、铁丝、绳索等代替止血带。
- 扎止血带的部位不应距出血点太远，以免产生更严重的组织缺血。

c.填塞止血：鼻腔出血时，可用棉球、凡士林纱条等填塞止血。

🌀 包扎

一、包扎的目的

1.包扎时施加压力，可起到止血作用。

2.扶托受伤的肢体，使其安静，减少痛苦。

3.保护伤口免受进一步的污染。

4.固定伤口的敷料和夹板。

二、包扎的要求

1.动作要轻、快、准、牢，避免碰撞伤口，以免增加伤员的疼痛、出血和感染。

2.不要在伤口上打结，以免压迫伤口而增加伤员痛苦。

3.包扎不可过紧或过松，以防压迫神经和血管或滑脱，影响远端血液循环。如果是四肢伤包扎时，需露出指（趾）末端，以便随时观察肢端的血液循环情况。

三、包扎的材料

1. 绷带：这是最常使用的，在医院或药店有售。

2. 三角巾：一种三角形的布块，根据伤口的部位，可折叠成多种形状。

3. 就便器材：如衣服、毛巾、帽子、手帕等。

四、包扎方法

由于三角巾包扎术技术较复杂，需在专业人员指导下进行较长时间的训练才能掌握，在本书中不做介绍，重点介绍绷带包扎法。

1. 环形包扎：这是最基本也是最常用的一种包扎方法，主要用于腕部、踝部等身体粗细均匀的部位。绷带作环形重叠缠绕。第一圈稍作斜状，第二圈将第一圈斜出的一角压于环形圈内，再缠绕数周，每周都盖住前一周（图33）。

图33　环形包扎

2. 螺旋包扎：绷带先按环形法缠绕数周，然后作单纯斜旋上升缠绕，每周压盖前周的 1/2，主要用于上下肢等身体粗细不等的部位（图34）。

图34　螺旋包扎

3. "8"字形包扎：常用于肘、膝、腕、踝、肩、髋关节处；在弯曲的上下方先将绷带由下而上缠绕，再由上而下呈"8"字形来回缠绕（图35）。

图35 "8"字形包扎

固定（指骨折的临时固定）

由于外力的因素破坏了骨的连续性或完整性，称之为外伤性骨折。骨折分为闭合性骨折和开放性骨折两类，骨折断端与外界不相通称为闭合性骨折，与外界相通称为开放性骨折。开放性骨折常伴有局部软组织损伤，伤口及骨骼易污染而发生感染，处理上更为紧迫。

一、骨折的主要症状

1. 疼痛：受伤处疼痛剧烈，尤其在触摸或压迫时更为严重。

2. 肿胀：受伤部位出现局部肿胀、血肿。因为骨折断端损伤了周围的血管、软组织以及骨髓腔内出血，造成肿胀。

3. 局部畸形：骨折后出现肢体的短缩、成角、旋转等畸形。

4. 功能障碍：骨折后肢体活动受到限制，甚至完全丧失。

5. 骨摩擦：因活动造成骨折处互相摩擦而发出一种摩擦声，对于这一点不要刻意去检查，因活动会导致剧烈疼痛。

以上症状要综合考虑，不能只凭单纯一条就判断骨折与否，为明确诊断，还须进行X线检查。

二、固定的材料

1.夹板：有木制和铁制两种，为了适合肢体骨折的固定，其长度和宽度多种多样。如现场没有这种夹板，可利用木棒、树枝、竹竿等以及伤员自身的健肢代替。

2.敷料：也有两种，一种是做衬垫用的，如棉花、衣服、布等。另一种是用来捆绑的，如绷带、三角巾、腰带、布条等。

三、固定方法

因骨折部位不同，固定方法也不同，下面主要介绍上下肢的骨折固定方法。

1.前臂骨折的固定：取长短适当的夹板或木板（稍长于前臂），分别置于前臂前侧（屈侧）和背侧，在腕关节和肘关节木板上垫以柔软衬物（只有一块夹板时，应放在前臂背侧）。上下两端扎牢固定，然后屈肘90°，用绷带、三角巾或布条悬吊于胸前。如找不到木板，可将伤侧的衣襟向外、向上反折；托起前臂、在衣襟角剪一小孔，挂在第一或第二上衣纽扣上，再用绷带或三角巾经肘关节上方绕胸一周打结固定（图36A、B）。

A. 木夹板   B. 三角巾

图36　前臂骨折的固定法

2.肱骨骨折的固定：用两块夹板分别置于上臂内、外侧（如只有一块时就放在上臂外侧），用绷带或布条将上下两端扎牢固定，肘关节屈曲90°，前臂用绷带悬吊于胸前，然后用腰带、绷带等将上臂与胸部固定（图37A）。

如果现场无木板，可用三角巾折成10～15厘米宽的带子或布条，将上臂固定于躯干前，屈肘90°悬吊于胸前（图37B）。

A. 木夹板　　　　　　　　　　　　B. 三角巾

图 37　肱骨骨折临时固定法

3. 股骨骨折的固定：用两块夹板，外侧的较长，从足跟到腋窝；内侧的稍短，从腹股沟到足跟（如只有一只夹板，应放于外侧）。在踝关节、膝关节和髋关节处应放衬垫，然后用绷带或布条在骨折上下两端以及腋下、腰部、膝关节和踝关节处扎牢固定。如没有夹板，则用三角巾、绷带或布条把两个下肢固定起来，也就是用健侧下肢代替夹板固定伤肢（图 38A、B）。

A. 木夹板

B. 健肢法

图 38　股骨骨折临时固定法

4. 小腿骨折的固定：用两块夹板，其长度是从足跟到大腿中段，放在小腿的内外两侧，同样在关节骨突出部位加衬垫，用绷带或布条分段扎紧固定（若只有一块夹板则只放于外侧）（图 39）。

图 39　小腿骨折临时固定法

四、固定的注意事项

1.固定时应遵循先止血、再包扎、后固定原则。

2.固定的材料不能与皮肤直接接触，应用柔软的物品垫好，尤其骨突出部和夹板两端要垫好垫物。

3.绷带等物品不能直接绑在骨折处。

4.固定四肢时应露出指或趾，便于随时观察血运，如有苍白、青紫、发冷、麻木等情况，立即松开，重新固定。

5.疼痛剧烈者，可服用止痛剂和镇静剂。

6.对骨折患者应就地固定，不要随意移动伤员。

7.骨折固定目的是限制肢体活动，不要试图整复。对于开放性骨折，严禁将暴露在创口外的断骨送回组织内，局部做严格的清创处理后方可复位，以免引起骨髓炎等严重并发症。

8.对四肢骨折断端固定时，先固定骨折上端，后固定骨折下端。

9.肢体固定时，上肢屈肘，下肢伸直。

骨折固定后的护理

对于没有合并症的一般骨折，经石膏固定治疗后正确护理，对骨折的早期愈合至关重要，应注意以下几点。

1.细心观察：注意经常观察伤肢远端（手指、足趾末端）的皮肤颜色、温度、感觉及运动情况。骨折固定如果过紧，容易压迫血管、神经或骨突出部位，使远端血运受阻或局部受压而发生压迫性皮肤坏死，形成溃疡以及压迫性神经瘫，严重时导致缺血性坏死等并发症。如发现肿胀、青紫，触摸感皮肤发凉，有压痛，同时患者自觉麻木等情况，应及时放松固定。

2.适当抬高患肢：骨折的固定总要有一定的松紧度，加上患肢有不同程度的水肿，所以在休息时，尤其在晚上睡觉时，应适当抬高患肢。如果是上肢骨折，可在前臂下垫上枕头，如是下肢骨折，可在小腿部垫一个枕头或其他柔软物品，使肢体远端的位置略高于心脏，有利于静脉回流，加速肿胀的消退。

3. 注意动静结合：骨折固定后肢体的活动受限，一方面不利于血液回流，水肿不易消退。另一方面可能发生肌肉失用性萎缩、骨质疏松、关节强直、瘢痕粘连等并发症，应锻炼肌肉收缩活动，即骨折的近端关节和远端的各关节活动，促使全身及局部的血液循环，从而促进骨折的愈合。

4. 预防并发症的发生：保持固定部位的清洁卫生。对长时间卧床休息的患者，应经常翻身并做局部按摩，尤其是经常受压的部位（如腰骶部、脚踝等），除按摩外还应垫一些棉垫等柔软物品以防止压疮的发生。鼓励患者做深呼吸，帮助患者咳痰，防止坠积性肺炎的发生。鼓励患者多饮水，增加尿量，预防泌尿系感染或结石形成。

5. 定期复查：固定后 2 周内进行 X 线复查，以防因患者改变体位影响固定或再错位。肢体肿胀消退后固定变松，影响固定效果。不稳定型骨折容易发生再错位，应及时调整固定的松紧度。

搬运

一、搬运的目的

1. 避免伤员受到不必要的干扰。

2. 使伤员脱离危险区域。

3. 迅速送医院得到进一步的抢救。

二、搬运时的注意事项

1. 搬运前应先迅速检查伤者身体各部位的伤势，并加以适当、必要的初步抢救处理，如出血伤口的止血包扎、骨折的临时固定等。

2. 在意外事故现场，如果伤者受水、火、电、有毒气体、下坠石块等威胁生命时，应先迅速使伤者脱离现场，而后再进行初步急救处理。非此情况应就地给予急救后，根据伤情选用不同的搬运方法和搬运工具再转运。

3. 如需要伤者脱离危险地带，应将伤者身体以长轴方向拖行至安全地带，不可以侧面横向拖行。

4. 应尽量使用担架搬运伤者。

5. 运送过程中，应密切观察和细心救护伤者，特别注意神志、呼吸和脉搏的变化，并做好防冻、防中暑工作。

6. 运送应是安全和稳定的，避免再度造成意外和加重损伤。

7. 无担架时，应就地取材，如用门板、座椅、毛毯、上衣、竹竿等制作临时担架，运送伤员。

8. 对于脊椎骨折的伤员，搬运时要防止脊柱弯曲或扭转，要用硬板担架运送，并用绳带将伤员固定牢固。

9. 对有颈椎骨折的伤员，搬运时除同脊椎骨折一样外，还应有一人在前面牵引、固定头部。伤员放入担架后应在颈两侧用沙袋等固定颈部，肩部稍抬高，以免头部左右扭动，造成身体截瘫。

10. 对昏迷或神志不清的伤员，运送时应将其头偏向一侧。有义齿（假牙）的应摘除，防止舌后坠或异物堵塞气道。

三、搬运方法

1. **扶行法**：对于清醒、伤势不重、自己能行走的伤员，救护者站在伤者身旁，将伤者一侧上肢绕过救护者颈部，救护者一手抓住伤者的这只手，另一只手绕到伤者背后搀扶行走（图40）。

2. **背负法**：对于老幼、清醒的伤者，救护者背朝向伤员蹲下，让伤员将双臂从救护员肩上伸到救护者胸前，两手紧握，救护员抱住伤员的大腿，慢慢站起来，背着运送。但是如果伤者上、下肢及脊椎有骨折时，不能用此法（图41）。

3. **抱持法**：对于年幼及体轻又没有骨折的伤员可用此法。救护者蹲在伤员一侧，面向伤员，一只手放在伤员大腿下，另一只绕到伤员的背后，然后将伤员轻轻抱起（图42）。

4. **双人拉车法**：对于意识不清的伤员，将伤员移到担架上或在狭窄地方搬运伤员时使用此法。方法是一人站在伤员背后将两手从伤员腋下插入，把伤员两

图40 扶行法

图 41　背负法

图 42　抱持法

前臂交叉于胸前，再抓住伤员的手腕，把伤员抱在怀里，另一名救护者反身站在伤员两腿中间，将伤员两腿抬起，两救护者一前一后行走（图43）。

5. 双人扶腋法：对于清醒的双足受伤的伤员可用此法。方法是两救护者分别立于伤员两侧，将伤员两上肢分别绕过两救护者的颈部，两救护者分别用一只手抓住伤员的手，另一只手分别绕到伤员腰后扶住（图44）。

6. 多人搬运：对于怀疑有脊椎骨折的伤员，应多人（3～4人）一起搬运，救护者分别站在伤员未受伤一侧的肩、臀和膝部，同时单膝跪在地上，分别抱住伤员的头、颈、肩、后背、腰臀部、膝部及小腿踝部，然后同时站立，抬起伤员，齐步前进，并保持伤员躯体不被扭转或弯曲（图45）。

图 43　双人拉车法

图 44　双人扶腋法

图 45　三人同侧搬运

7. 担架搬运：此法既省力又方便，凡有担架的地方，都应使用担架搬运伤员。注意以下几个问题。

（1）伤员的脚在担架前面，头在后面，以便于观察病情变化。

（2）抬担架时应先抬头部，后抬脚部，担架员应步调一致。

（3）向高处抬时，伤员头朝前，足朝后，如上台阶或上坡时，前面的担架员应放低担架，后面的担架员应抬高担架，这样可使患者保持在水平状态。下台阶或下坡时应相反。

（4）放担架时应先放脚端，后放头端。

（5）担架放在汽车内时要固定好，防止汽车启动或刹车时移动。

（6）夏季要注意防暑，冬季要注意保温、防冻伤。

（7）自制担架：现场没有现成的担架，可以就地取材自制简易担架，如用木板、木棍、竹竿、绳子、被单、梯子、衣服等制作（图46）。

图46　自制担架

《 常见急症的急救互救与自救 》

昏迷的急救方法

1. 基本概念：昏迷是严重的意识障碍，表现为意识持续中断或完全丧失。

2. 常见病因

（1）颅脑非感染性疾病：脑出血、脑梗死、高血压脑病、颅脑外伤等。

（2）重症急性感染：大叶性肺炎、急性中毒性痢疾、脑型疟、脑炎等。

（3）内分泌与代谢障碍：甲状腺危象、尿毒症、肝性脑病、肺性脑病、酮症酸中毒、低血糖昏迷等。

（4）心血管疾病：休克、心动过速、房室传导阻滞、心脏停搏等。

（5）外源性中毒：催眠药、一氧化碳、酒精、有机磷农药等中毒。

（6）毒物中毒、电击伤、淹溺等。

3. 主要症状

（1）脑出血常在突然用力和情绪激动时发病。患者突然出现昏迷，昏迷前有剧烈头痛，头昏眼花，四肢麻木无力，血压极度升高，伴有呕吐、二便失禁，呈鼾式呼吸。脑梗死昏迷前症状与脑出血类似，但是脑梗死通常在休息或睡眠中发病。

（2）糖尿病低血糖昏迷患者发病前几天饮食不正常，吃得过少或不进食。昏迷前有心悸、头昏、出冷汗症状。常在早晨起床时间发现患者已昏迷。

（3）一氧化碳中毒昏迷患者呼吸微弱，面色、唇色呈樱桃红色，口角边有呕吐物。昏迷前有头痛、头昏、四肢麻木无力。

4. 急救方法

（1）第一步：首先判断患者的意识状态，同时注意患者的呼吸、心搏情况。

（2）第二步：拨打 120，及时将患者送医院抢救。

（3）第三步：应使患者平卧，松解衣领，若有义齿（假牙）应取出。将头部后仰，并使头部偏向一侧，以保持患者的呼吸道通畅，防止窒息。

（4）第四步：一旦发生心脏骤停或呼吸停止，立即进行现场心肺复苏术。

5. 预防措施：日常生活中注重劳逸结合，如有原发病因应积极治疗，遵医嘱服药，如有不适及时就诊。

当患者出现意识模糊、昏睡等意识障碍时，严密观察，警惕其加深而进入昏迷，并立即送院治疗。

高热的急救方法

1. 基本概念：当机体在致热原作用下或各种原因引起体温调节中枢的功能障碍时，体温升高超出正常范围，称为发热。临床将发热的程度（以口腔为例）分为：低热（37.4～38℃）；中等度发热（38.1～39℃）；高热（39.1～41℃）；超高热（41℃以上）。

2. 常见病因

（1）病毒性感染：感冒、麻疹、出血热、乙型脑炎、腮腺炎，还可能有SARS、新冠病毒感染、流感等。

（2）细菌性感染：细菌性肺炎、扁桃体炎、急性咽炎、胆道系统感染、急性肾盂肾炎、急性菌痢、结核病等。

（3）严重创伤、大手术、烧伤、急性胰腺炎、急性心肌梗死等组织损伤。

（4）脑外伤、脑血管病、热射病等中枢神经性疾病。

（5）药物热、输血输液反应、血清病、注射异体蛋白等。

3. 主要症状

（1）体温上升期：常感疲乏无力、肌肉酸痛、皮肤苍白、畏寒或寒战等。

（2）高热期：是体温达高峰并保持于一定水平的时期。临床上主要表现为皮肤潮红而灼热，呼吸加速、加强，头痛，烦躁和口渴等，此时可有小量出汗。

（3）体温下降期：由于机体的自卫作用，致热原已被清除，或因患者接受了解热药物治疗，体温调节中枢会使机体产热减少、散热增多，从而导致体温逐渐下降，达到正常水平，此期多有大量汗出。

4. 急救方法

（1）第一步：低热和中等度热一般可不作特殊处理，即使高热患者亦不要轻易应用解热药和抗菌药物。

（2）第二步：遇有下列情况应作紧急降温处理。①体温超过40℃；②高热并惊厥或谵妄；③高热伴休克或心功能不全；④高温中暑。

（3）第三步：首选擦浴、冷敷、冰袋降温法。可用30%～50%乙醇或温水擦拭四肢、颈等处，也可用冰袋或冷毛巾置于额、枕后、颈、腋、腹股沟等处。患者应及时进入空调房。

（4）第四步：适当服用解热药，如布洛芬、洛索洛芬、对乙酰氨基酚等。

（5）第五步：发热患者应卧床休息，补充水分、营养。高热惊厥或谵妄者也可酌情应用镇静剂如地西泮、苯巴比妥口服。

（6）第六步：若无好转，尽快送医院进一步治疗。

5.预防措施：加强体育锻炼，可以增强自身的抵抗力和对自然环境的适应性。注意穿衣适量，注意病情变化，有问题及时就医。

🌀 惊厥的急救方法

1.基本概念：惊厥是指全身或局部成群骨骼肌非自主的抽动或强烈收缩，常可引起关节运动和强直。当肌群收缩表现为强制性和阵挛性时，称为惊厥。

2.常见病因

（1）脑部疾病：感染、外伤、肿瘤、血管性疾病、寄生虫病等。

（2）全身性疾病：感染、中毒、心血管疾病、代谢障碍、风湿病、溺水、触电等。

（3）神经症：如癔症性抽搐和惊厥。

3.主要症状

（1）患者突然意识模糊或丧失，两眼上翻或斜视，双手握拳，全身强直，持续半分钟左右。

（2）四肢发生阵挛性抽搐、口吐白沫、呼吸不规则或暂停，皮肤先苍白后发绀，发作持续数分钟后自行停止。

（3）可伴尿失禁及舌咬伤。

4.急救方法

（1）第一步：保持安静，避免刺激。让患者平卧，不强压其抽搐的肢体，以免造成骨折。可松解衣领、腰带，保持呼吸道通畅。

（2）第二步：拨打急救电话。

（3）第三步：可用清洁纱布裹于压舌板上，垫插于患者上下齿间，避免咬伤舌头。取出义齿（假牙），以免落入气管引起窒息。

（4）第四步：要防止窒息和吸入性肺炎，因此要将患者轻轻地转向侧卧位，以防止舌后坠堵住气管而导致呼吸停止。让口腔内的分泌物自动流出口外，避免吸入下呼吸道引起肺部炎症。

（5）第五步：如属高热惊厥，可予降温处理；有低血糖反应则可饮用糖水；癫痫引起者可服用苯妥英钠等抗癫痫药；高血压脑病引起者迅速服用降血压药。

5. 预防措施

对于癫痫患者，应注意：

（1）不能骤减或停服药，以免引起癫痫持续状态。

（2）克服自卑感及恐惧心理，避免疲劳、紧张诸因素刺激。

（3）加强体质锻炼，起居有规律，忌烟酒等刺激性食物。

（4）严禁开车、游泳、夜间独自外出等活动，如有发作预兆，应立即卧倒，避免跌伤。

头痛的急救方法

1. 基本概念：头痛指额、顶、颞及枕部的疼痛，可见于多种疾病，大多无特异性。但反复发作或持续的头痛，可能是某些器质性疾病的信号，应认真检查，明确诊断，及时治疗。

2. 常见病因

（1）颅脑病变：脑膜炎、脑血管意外、脑肿瘤、脑震荡、偏头痛等。

（2）颅外病变：颅骨肿瘤、颈椎病、三叉神经痛等。

（3）全身性疾病：原发性高血压、肺炎、中毒等。

3. 主要症状

（1）急性起病的头痛伴发热者，常见于急性感染所致，疼痛多为全头部，呈弥漫性。

（2）有高血压病史而突然发病，头痛、呕吐、肢体偏瘫时，则可能为脑出血。

（3）头痛呈慢性进行性加剧，并有颅内压增高的表现及局部神经体征，常见于颅内占位性病变。

（4）有创伤史者，应疑为脑外伤。

（5）剧烈头痛伴呕吐、畏光，服用麦角胺后头痛缓解，应考虑偏头痛。

4.急救方法

（1）第一步：保持安静、卧床休息。

（2）第二步：无论偏头痛部位在何处，均可用冷毛巾（或冰袋）或热毛巾（或热水袋）敷前额，以起到止痛作用。

（3）第三步：服用止痛药，如索米痛（去痛片）、罗通定（颅通定）、布洛芬等药。但过量服止痛药会掩盖病情。

（4）第四步：针对病因治疗，如高血压引起头痛需降压治疗，脑血管供血障碍引起头痛需扩血管治疗。

（5）第五步：如头痛患者伴有意识障碍、呕吐、肢体麻木等症状，应及时送医院救治。

5.预防措施：平时注意休息，劳逸结合，锻炼身体，多饮水，减少饮酒，作息定时。

🍋 心绞痛的急救方法

1.基本概念：心绞痛是急性暂时性心肌缺血缺氧所引起的症状之一。其特点是阵发性左前胸压榨性疼痛，向左肩部、左上肢放射，多数持续数秒，或 1～2 分钟。

2.常见病因

（1）冠状动脉粥样硬化性心脏病，占 90%。

（2）冠状动脉痉挛、主动脉瓣狭窄或关闭不全及各种原因的冠状动脉炎。

（3）因劳累、情绪激动、饱食、受寒、阴雨天气、烟酒刺激、急性循环衰竭等诱发。

3.主要症状

（1）疼痛部位以胸骨后最常见，也可见于心前区及剑突下。可以向咽部、肩、上肢、背、上腹部放射。

（2）典型表现为胸骨后的紧缩或压榨样感觉，不典型者表现为烧灼样感觉或钝痛。

（3）阵发性发作由轻到重，高峰常持续 3～5 分钟，很少超过 15 分钟。

（4）经休息或去除相关诱因后能迅速终止。含服硝酸甘油能迅速消失，一般在 3～5 分钟内见效。

4.初步急救方法

（1）第一步：发作时，立即停止活动，消除引起发作的诱因。经休息不能缓解者，应选用作用快速的药物硝酸甘油。

（2）第二步：硝酸甘油，首次给 0.3 mg 舌下含化，必要时隔 5 分钟再含化 0.3 ~ 0.6 mg。

（3）第三步：单硝酸异山梨酯 20 ~ 30 mg 口服。

（4）第四步：高血压伴心绞痛者可立即口服氨氯地平 5 mg，与硝酸甘油联用。

（5）第五步：中药制剂如活心丹、冠心苏合丸、苏合香丸、速效救心丸、麝香保心丸。

（6）第六步：可同时给镇静药及吸氧治疗。

（7）第七步：近期内发生心绞痛次数增加，间隔时间缩短，疼痛加重，持续时间超过 10 分钟，舌下含硝酸甘油用量增加或效果不好，这些现象往往是由于冠状动脉病变进一步进展，心绞痛呈不稳定型，很可能是心肌梗死的前驱症状，应及早到医院治疗，以免延误病情。

5.预防措施

（1）避免过度的体力活动：如运动量过大、运动速度过快、过度用力。

（2）避免过度的脑力活动：如用脑过度及兴奋、愤怒、焦虑、紧张。

（3）长期药物预防：根据心绞痛类型选用抗心绞痛药，一般来说，阿司匹林和硝酸异山梨酯适用于所有类型的心绞痛，对于劳力型心绞痛可加阿替洛尔，对于自发型心绞痛可加硝苯地平。

（4）临时药物预防：对于不可避免的过度体力或脑力活动，可在活动前预防用药，此时应根据活动时间，选用有效时间相同的药物。常用药物有舌下含服硝酸甘油，1 ~ 3 分钟起效，持续 10 ~ 30 分钟；舌下含硝酸异山梨酯，5 分钟起效，持续 10 ~ 60 分钟；口服硝酸异山梨酯，20 分钟起效，持续 4 小时；硝酸甘油贴剂，1 小时起效，持续 24 小时。

呼吸困难的急救方法

1.基本概念：呼吸困难指患者呼吸不畅，感觉费力，不能进行深呼吸，或简单地称"空气不够"。客观上表现为呼吸频率、深度和节律的改变。

2. 常见病因

（1）常见于肺炎、肺脓肿、肺水肿、广泛性肺纤维化、肺不张、肺栓塞、细支气管肺泡癌、气道阻塞性疾病等。

（2）心脏疾病：如各种原因引起的心力衰竭。

（3）尿毒症、糖尿病酮症酸中毒、吗啡中毒、亚硝酸盐和一氧化碳中毒等。

（4）重度贫血、高铁血红蛋白血症和硫化血红蛋白血症等。

（5）颅脑外伤、脑出血、脑肿瘤、脑及脑膜炎症致呼吸功能障碍。

（6）精神因素引起的呼吸困难，如癔症。

3. 主要症状

（1）吸气性呼吸困难时，吸气显著困难。由于呼吸肌极度用力，胸腔负压增大，吸气时锁骨、胸骨上窝和肋间隙明显凹陷，称"三凹征"，常伴有干咳及高调吸气性喉鸣。

（2）呼气性呼吸困难时，呼气费力。呼气时间延长而缓慢，常伴有哮鸣音。

（3）混合性呼吸困难时，吸气与呼气均感费力，呼吸频率增快、变浅。

（4）心源性呼吸困难时，表现为夜间阵发性呼吸困难，端坐呼吸，坐起时呼吸困难减轻，平卧时症状加重。而支气管哮喘引起的呼吸困难与体位改变关系不大。

4. 初步急救方法

（1）第一步：一旦出现呼吸困难，应首先保持气道通畅，如有气道分泌物或异物应及时清除。

（2）第二步：应使患者保持安静，避免情绪紧张，以防加重呼吸困难。

（3）第三步：取半卧位或坐位，减少疲劳及耗氧，此法可减轻急性心力衰竭引起的呼吸困难。

（4）第四步：家中如有吸氧条件，可立即给患者吸氧。

（5）第五步：保持室内空气新鲜，通风流畅，给予清淡饮食。

（6）第六步：如肯定为支气管哮喘发作，可口服氨茶碱、特布他林等平喘药或给予特布他林气雾剂吸入。

（7）第七步：痰多或黏稠，可适当口服溴己新或氨溴索等黏痰溶解药。

（8）第八步：病情危重时，应边采取上述措施边呼叫120急救中心，以便及时送医院抢救。

5.预防措施

（1）如有过敏性哮喘，应及时彻底治疗，远离过敏源，以防反复发作致病情加重。

（2）不吸烟，养成良好的习惯，避免慢性支气管炎、慢性阻塞性肺疾病等的发生。

（3）感冒应及时治疗，以免发展为肺炎、肺脓肿的地步。

（4）接种卡介苗，预防肺结核，如罹患结核病，要及时彻底治疗。

（5）先天性心脏病、冠心病、高血压、风湿性心脏病等，要早发现，早治疗，以防发展至心力衰竭，使病情更加严重。

（6）糖尿病及肾病要坚持治疗，控制好血糖及肾功能，以防糖尿病酮症酸中毒及肾衰竭、心力衰竭的发生。

（7）定期体检，无病防病，有病及时治疗，防止病情进展。

呕吐的急救方法

1.基本概念：呕吐是通过胃的强烈收缩迫使胃或部分小肠的内容物经食管、口腔而排出体外的现象。

2.常见病因

（1）反射性呕吐：吸烟、剧咳、胃肠炎、消化性溃疡、急性阑尾炎、急性肝炎、肝硬化、胆囊炎、胰腺炎、急性腹膜炎、肾输尿管结石等。

（2）中枢性呕吐：脑膜炎、脑出血、高血压脑病、颅脑损伤、癫痫、中毒等。

（3）前庭障碍性呕吐：晕动病、梅尼埃病等。

3.主要症状

（1）青壮年呕吐多见于腹腔内脏炎症、肠梗阻等。

（2）青年妇女不明原因的呕吐应考虑妊娠的可能，老年人呕吐应考虑胃癌。

（3）呕吐量多且有宿食，应想到幽门梗阻。食后立即呕吐多为食管痉挛、梗阻或神经性呕吐。

（4）喷射样呕吐伴剧烈头痛，应考虑中枢神经系统疾患。

（5）呕吐伴有腹痛、发热，多为腹腔内脏急性炎症，少数为胸腔疾病如肺炎、心肌梗死。

4.急救方法

（1）第一步：发生呕吐时，患者宜取半坐位或侧卧位，切不可仰卧，以免呕吐物被吸入气管，造成窒息或引起吸入性肺炎。

（2）第二步：由不洁食物造成呕吐时，应当让这些不洁食物尽可能吐出来，吐得越干净越好，否则易被身体吸收，引起中毒。

（3）第三步：对常见疾病，如急性胃炎、痢疾、胃神经官能症、流行性感冒及晕动病，可口服止吐药甲氧氯普胺 5 ～ 10 mg，每日 3 次，或解痉药阿托品 0.5 ～ 1 mg，每日 3 次，另外可加服镇静药地西泮 2.5 ～ 5 mg。

（4）第四步：及时就医。

5.预防措施：注意饮食，不吃生冷、刺激性食物，不吃不卫生的食物，注意御寒等。及时确定呕吐原因，以免误诊。

🍑 腹泻的急救方法

1.基本概念：腹泻指排便次数增多，粪质稀薄，或带有黏液、脓血或未消化的食物。如排液状便，每日 3 次以上，或每天粪便总量大于 200 g，其中粪便含水量大于 80%，则可认为是腹泻。

2.常见病因

（1）多见于食物中毒，往往由变质或被污染的食物所致，致病菌多为沙门菌属、金黄色葡萄球菌或变形杆菌等。

（2）急性肠道感染：痢疾、急性肠炎、溃疡性结肠炎急性发作、霍乱或副霍乱。

（3）食用毒蘑菇、发芽马铃薯、河豚等。

（4）过敏性紫癜、尿毒症、糖尿病、甲亢、败血症等全身性疾病。

3.主要症状

（1）腹泻伴呕吐，进食后数小时出现，应考虑食物中毒。

（2）腹泻伴里急后重，可能是痢疾、直肠炎等。

（3）如伴有乳液、脓血便，可见于细菌性或阿米巴痢疾、溃疡性结肠炎。

（4）如伴痉挛性中、下腹痛，排便后减轻或消失，常见于结肠性病变。伴有持续性上腹痛并牵涉背部者，多考虑慢性胰腺炎。

4.急救方法

（1）第一步：患者应安静休息，暂时禁食，腹部保暖。多饮淡盐水，防止脱水或电解质紊乱。症状缓解后宜进清淡流质或半流质饮食，忌辛辣厚腻食物。

（2）第二步：急性食物中毒早期应催吐导泻，将有毒物质尽快排出体外。

（3）第三步：凡遇严重吐泻，粪便为脓血乳液状、洗米水样、洗肉水样，并伴有全身中毒症状及各种严重并发症的患者，应当机立断，急送医院救治。

5. 预防措施

（1）搞清原因，对症下药。

（2）严把"病从口入"关：养成饭前便后洗手的良好卫生习惯；不喝生水；切生食的砧板和刀要与切熟食的分开；在进食前要将食物进行彻底清洗或加热；不吃隔夜的食物；保证饮食安全卫生。

（3）慢性腹泻患者要注意调养：多食用低脂少渣和高蛋白高热能食物；少吃粗粮、生冷瓜果、冷拌菜，少吃含粗纤维多的菜，坚硬不易消化的肉类，刺激性太强的辣椒、烈酒、芥末、辣椒粉等。

呕血的急救方法

1. 基本概念：呕血是上消化道疾病（指屈氏韧带以上的消化道，包括食管、胃、十二指肠，以及肝、胆、胰疾病）或全身性疾病所致的上消化道出血，血液经口腔呕出。常伴有黑便，严重时可有急性周围循环衰竭的表现。

2. 常见病因

（1）食管静脉曲张破裂、食管炎症或溃疡、食管异物、食管–贲门黏膜撕裂症、食管异物刺伤等。

（2）肝硬化、肝癌所致食管胃底静脉曲张破裂，急性出血性胆管炎等。

（3）消化性溃疡、急性糜烂性胃炎、应激性溃疡、胃癌等。

（4）胰腺癌、急性胰腺炎并发脓肿溃破、白血病、血性麻疹、尿毒症、抗凝剂治疗过量等。

3. 主要症状

（1）可有消化性溃疡、肝硬化、急性胃黏膜病变、胃癌、胆管或胰腺病变、血液病等病史。

（2）呕血之前大多数人常伴有恶心、上腹部不适或疼痛。呕吐暗红色或咖啡色液体，可混有食物，呈酸性反应。

（3）粪便呈黑色或酱色。如果出血急、量多，在胃内停留时间短，呕吐出的血液也可能是鲜红色的，甚至粪便也可呈鲜红色。

（4）可伴头晕、心悸、面色苍白、脉搏细弱、心率增快、血压下降，甚至晕厥、休克，个别患者以晕厥为首发症状。

4. 初步急救方法

（1）第一步：保持安静，应让患者绝对卧床休息，可采用平卧位，将双下肢抬高30°，用冰袋放在胃部冷敷。

（2）第二步：呕血时有剧烈恶心、呕吐，暂时禁食。待呕血停止6～8小时才能进少量流质饮食，如牛奶、米汤，以利保护出血的创面。

（3）第三步：要密切观察患者的面色和脉搏，若脉搏1分钟超过120次，即使患者已停止呕血，还要考虑有出血，抓紧时间送医院救治。

5. 预防方法

（1）积极防治原发疾病：上消化道出血是多种消化道疾病所致的并发病症。治疗原发疾病，能有效地预防上消化道出血的发生。

（2）避免情志过极：强烈的精神创伤，如情绪激动、忧愁思虑过度，均可诱发上消化道出血。要做到情绪稳定，精神乐观。

（3）注意劳逸结合：过度疲劳、睡眠不足可引起自主神经功能紊乱，促使胃黏膜遭受胃液的自身消化，引起胃黏膜炎症、溃疡、出血。因此，生活要有规律，避免过度劳累，睡眠应充足。

（4）注意饮食调节：一日三餐饮食分配应合理，要新鲜洁净，清淡而易于消化，适当增加蛋白质和维生素。须绝对戒烟忌酒。

（5）加强体育锻炼。

🍊 窒息的急救方法

1. 基本概念：窒息一般是指食物或其他异物突然堵塞呼吸道，造成呼吸困难，严重时可使呼吸停止。

2. 常见病因

（1）气管异物、大咯血、自缢等常见急性气道阻塞。尤其是老年人及儿童，极易发生气管异物阻塞。

（2）溺水、肺水肿、镇静剂中毒或过量、胸部外伤、颅脑外伤等。

（3）新生儿窒息。

（4）急性喉部炎症、外伤、肿瘤等。

3. 主要症状

（1）患者被食物或异物卡喉后，会将一手放到喉部，示指与拇指张开呈"V"字样。

（2）面色、唇色很快青紫发绀，身体不能支撑而摔倒。幼儿还出现翻白眼，不省人事。

（3）完全性气道异物阻塞时，患者完全不能呼吸。如不能及时消除阻塞，很快呼吸停止，患者失去知觉，甚至死亡。

4. 急救方法

（1）第一步：保持呼吸道通畅。气道吸入异物者，应迅速去除异物。咯血者，立即将其置于头低足高位，轻拍背部，鼓励其将血咯出。对心搏骤停者，应立即做心肺复苏术。

（2）第二步：拨打急救电话。

（3）第三步：采用海姆利希手法急救。

1）患者神志清醒时，抢救者站在患者背后，两臂环绕患者的腰部。一手握拳，将握拳拇指侧放在患者胸廓下和脐上的腹部，可重复冲击，直到异物排出。

2）昏迷患者已倒在地上时，取仰卧位，使头偏向一侧。抢救者面向患者，跪骑于患者大腿两侧，一只手的手掌放在患者的上腹部，另一只手置于该手之上协助用力，以突然向下的冲击力快速挤压，反复操作之。

3）患者自己可利用桌子边缘、椅背、扶手栏杆等，稍弯下腰靠在一固定的水平物体上，对着它的边缘压迫自己的上腹部，快速向上冲击，重复操作之。

5. 预防措施：进食时避免食物和异物卡喉，将食物切成细块，不要给儿童进食花生米、果冻等易引起异物卡喉的食物。口中含有食物时，应避免大笑、讲话、行走或跑步。

《常见意外伤害的急救互救与自救》

🍊 电击伤的急救互救

1.概念：电击伤是一定能量的电流通过人体引起的机体损伤和功能障碍。而且电流能量还能转化成热能，造成电烧伤，雷击即闪电就可造成一瞬间的超高压直流电击伤和电烧伤。

2.临床表现：电损伤在临床有两类。

（1）全身性电损伤：称电击伤。其皮肤损伤轻微，主要损害心脏，引起血流动力学剧烈改变，由此出现心悸、眩晕、意识障碍等。可发生电休克甚至心搏呼吸骤停。

（2）局部电损伤：局部组织蛋白凝固炭化，血栓形成，称电烧伤。严重电烧伤致残率很高。

电烧伤有"出入口"。入口即触电部位，入口处有Ⅲ度烧伤，皮肤炭化，有裂口或洞穴，烧伤深达肌肉、肌腱、骨组织。出口也是Ⅲ度烧伤改变，个别出口处病变不明显。

电烧伤的深部损伤范围远远超过皮肤入口处，但早期难以确定。受伤24小时以后，损伤血管血栓形成，受其供血组织缺血坏死，局部皮肤或肢端坏死。肢体肿胀向外周蔓延。其深部坏死范围仍超过浅表的坏死肿胀部位。在坏死过程中易并发感染，可发生湿性坏疽、气性坏疽、脓毒血症等。

3.急救互救措施

（1）立即切断电源或使触电者迅速脱离电源。

（2）呼吸心搏停止立即就地进行心肺复苏术。呼吸心搏恢复马上转入医院进一步救治。

（3）患者卧床休息，以减轻心脏负担。严密观察呼吸、脉搏等的变化。

（4）伤处采用暴露疗法，保持伤肢清洁、干燥，每日消毒皮肤2～3次。

（5）早期补充液体，应用大剂量广谱抗菌药和注射破伤风抗毒素血清。

（6）积极处理创面、清除坏死组织，直至缝合伤口或植皮。

（7）对感染伤口充分引流，除大剂量应用抗菌药，还必须及时、多处切开引流。

（8）暴露伤口有出血的危险，应在床边准备止血带和手术包。一旦出血应缝合出血点近侧健康血管。

（9）严重肢体肿胀，阻碍局部血循环，应切开皮肤、筋膜减压。

（10）肢体坏死范围与其供应血管栓塞相关，因此，在伤后1周左右做血管造影，帮助识别血管通畅与否。这样可以尽可能多地保留肢体。

烧伤的急救互救

烧伤是一种由热力、化学物质、电流及放射线所引起的极为复杂的外伤性疾病，在生活中发生率高，平时和战时均常见，男性居多，每百万人中发生率为5000～10 000人，男女比例3∶1。死亡原因主要是吸入性损坏、感染、内脏功能衰竭。治疗非常专业，也极为复杂，一定要早认识，早急救，早送医院诊治，强调早期处理。

烧伤面积和深度是估计烧伤严重程度的主要因素，也是进行治疗的依据。面积的估计：目前应用较多的为中国九分法（图47），即头颈部1×9%，躯干（含会阴）3×9%，双上肢2×9%，双下肢5×9%＋1%。手掌法计算较为简单，以伤员自己一个手掌五指并拢为1%，常用于小面积烧伤计算（图48）。烧伤深度的分度，国际惯用三度四分法（图49）。

图47　烧伤面积估计（新九分法）

图 48 烧伤面积估计（手掌法）

图 49 烧伤深度的分度

　　Ⅰ度表皮层受伤，主要是角质层、透明层、颗粒层，偶可伤及棘状层，生发层健在，真皮层充血、水肿。表现为局部红斑、肿胀、疼痛，无水疱，一般 2 ～ 3 天症状消失，3 ～ 5 天痊愈，无瘢痕。浅Ⅱ度可伤及基底层，甚至真皮乳头层，局部发红，肿胀显著，并起较大水疱，创面湿润疼痛剧烈，无感染，1 ～ 2 周痊愈，可残留色素沉着。深Ⅱ度可伤及真皮网状层，表皮水疱较小，创面微湿、发白，可见许多红色小点或细小血管支，痛觉迟钝，一般 3 ～ 4 周痊愈，可遗留瘢痕畸形。Ⅲ度可伤及皮肤全层，包括皮下组织、皮下脂肪、肌肉、骨骼，痛觉消失，无弹性，呈蜡白、焦黄或皮革状，凹陷表面干燥，可见粗大栓塞血管，3～4周焦痂脱落，需手术植皮，愈合后遗留瘢痕畸形。

烧伤严重程度受多种因素影响，以面积、深度最重要，现介绍一种中国分类法。轻度：总面积9%以下的Ⅱ度烧伤；中度：总面积10%～29%或Ⅲ度面积在10%以下；重度：总面积在30%～49%或Ⅲ度面积在10%～19%或Ⅱ、Ⅲ度烧伤面积虽不达上述百分比，但已出现休克等并发症、呼吸道烧伤或有较重复合伤；特重度：总面积50%以上或Ⅲ度面积20%以上者或已有严重并发症。

烧伤不仅在局部皮肤造成损害，严重烧伤还可引起全身病程改变。由于抵御微生物侵袭的皮肤天然屏障遭到破坏，给细菌侵入提供了良好机会。烧伤创面大量水分丢失及非创面渗出，使机体水、电解质紊乱，可导致低血容量性休克，持续36～48小时使广泛组织缺血缺氧。大面积烧伤对机体呼吸、循环、消化、免疫及心、肝、肾等内脏器官均造成损伤，且往往成为死亡原因。烧伤急救时，绝不能只顾局部皮肤损伤而忽略全身情况。

烧伤急救是否及时和正确，对病情及预后影响极大。广泛宣传烧伤知识，使群众了解或者学会一种正确的自救互救方法，使群众和基层医护人员懂得及时、正确的早期急救烧伤对于减轻损伤有很大作用。急救互救与自救的要点是迅速恰当地使伤员脱离热源和消除致死原因。衣服着火时尽快脱去衣服，特别是化纤衣服，用水灭火或跳入水池、河沟，无水源时就地卧倒，慢慢翻身压灭火焰，以非燃物品覆盖着火处，迅速离开密闭不通风的现场，不可惊慌、奔跑、呼喊，以免引起吸入性损伤。热流烧伤应尽快脱去衣服，冷水冲洗使之迅速降温。化学烧伤深度与化学物质的性质、浓度、时间有关，立即用大量清水冲洗20分钟以上为简单有效的方法，既可消除体表化学物质，又可减轻疼痛，注意用水量足够大，而后再到医院治疗。电烧伤应迅速切断电源，积极抢救电休克。烧伤现场抢救是一项极为紧张的工作，灭火后应先检查可立即危及生命的情况，如颅脑损伤、大出血、血气胸、窒息、骨折及严重的中毒。脱离现场后，根据伤情分类，组织人力进行适当处理，以免延误重危伤员的治疗，可适量给予镇静、止痛药（颅脑损伤者慎用），对吸入性损伤者要注意口、鼻清洁，清除杂物，保持呼吸道通畅，必要时气管插管或气管切开，吸氧。创面要防止污染，以清洁被单、衣服保护，若化学品烧伤衣服，必须更换。伤员出现口渴时可少量给予淡盐水，不宜大量饮开水，以免发生水中毒、胃肠道损伤。面积较大者应静脉补液及其他抗休克治疗。抢救过程要简单有序，组织协调，尽量就地治疗，如无条件，给予简单处理后立即转往医院。

祖国医学很早就有关于烧伤的记载，对于治疗烧伤有着丰富的经验，一般包括以下治则：清热解毒，养阴生津，益气理脾，活血通瘀，托里排脓。若发生并发症则予以辨证施治。现介绍一些中医外治法。

常用抗感染中草药：穿心莲、四季青、金银花、板蓝根、蒲公英、黄柏、黄连、黄芩、秦皮、鱼腥草、野菊花、败酱草、虎杖、毛冬青等。加入收敛性较强的中草药：杞木、石榴皮、地榆、酸枣树皮、榆树皮等。下述一些治疗烧伤的方法，可供选择应用：

（1）地榆虎杖油膏：将地榆、虎杖根块洗净晒干，磨成细粉，加芝麻油适量，调成糊状，创面周围75%乙醇消毒后外用油膏，厚1厘米，覆盖创面并超出0.3厘米，纱布包扎，隔日换药。

（2）紫珠叶粉：紫珠味苦、辛，性温。将其研成粉用细筛筛出，高温烘干，撒于创面包扎，每日或隔日换药。

（3）鸡蛋清：将鸡蛋清涂于创面稍干后连涂3～5次至表面形成薄膜，如创面干燥无渗液，可不必换药，可保护创面，抑制渗出。

（4）橘皮液：以成熟、新鲜橘皮洗净切碎，捣烂装入瓶水密封至液化成水样，一日数次涂于创面。

（5）蜂蜜：外用于创面，每日4～6次至创面形成薄而透明不坚硬的蜜痂，避免局部受压。

（6）地白忍煎剂：地榆、白芨、虎杖、忍冬藤各500克，黄连100克加水800毫升，熬至4000毫升过滤静置，再将药渣加水5000毫升熬至2000毫升过滤，两次滤液浓缩成糊状加入适量冰片，外用于创面。

（7）南瓜瓤加穿心莲粉：创面撒穿心莲粉，将捣烂的南瓜瓤覆盖包扎，每天2次。

（8）枳香、黄蜡、铜绿、漳丹、铅粉、龙骨各50克，冰片20克，芝麻油250克。方法：将芝麻油在砂锅内文火加热，入枳香、黄蜡，再依次加入铜绿、漳丹、铅粉，加龙骨时砂锅离火，放在冷水盆中待无泡沫时继续加热，半小时撤火，40分钟后入冰片成药膏敷于伤口包扎，每日1次。

（9）酸枣树皮1.5克，黄柏1.0克，地榆1.0克，生甘草1.0克，研成粉，高温消毒后外用于创面。

烧伤后体液渗出是烧伤休克的主要原因，一般成人烧伤面积超过20%，小儿烧伤面积超过10%即可发生。烧伤面积越大越深，休克发生越早越重，主要原因是毛细血管通透性增高，细胞膜功能受损和低蛋白血症。体液丧失有一定规律性，补液多少按面积、体重计算，我国常用Evans公式。伤后第一个24小时胶体液每千克体重0.5 ml/烧伤面积（%）；每千克体重电解质1.0 ml/烧伤面积（%），另加水2000 ml，估计量一半于伤后8小时输入，另一半于伤后16小时输入。伤后第二个24小时补液量：胶体液及电解质为第一个24小时的一半，水仍为2000 ml。必须指出，烧伤患者个体差异大，补液量不一致，应根据病情随时调整，监测尿量、神志、口渴、周围循环、血压和心率、有无血液浓缩、呼吸和其他生化指标。

烧伤抗生素应用较为复杂，一般轻度烧伤可不用，必要时可用青霉素，大面积烧伤应及时应用，并根据细菌培养选用，切忌长期应用，同时应用抗真菌药物和破伤风抗毒素。

烧伤创面处理的常用方法有：①包扎疗法：适用于污染轻，四肢浅度、小面积及小儿烧伤。清创后创面放油纱布，5%磺胺米隆、0.1%新霉素、磺胺嘧啶银等，外加2～3厘米吸水纱布由远端开始均匀加压包扎，伤后1～2周换药。②暴露疗法：适用于头面部、会阴部及大面积烧伤。清创后外用聚维酮碘、碘酊、磺胺嘧啶银等，保持室温30～32℃，湿度40%，定时更换体位，烤灯，远红外线机保持创面干燥，防止痂下感染。较深创面应及早去除坏死组织并行手术植皮。

对局限痂皮可于伤后早期一次全部去除，大面积烧伤待休克稳定后3～5天手术，再次去痂20%左右，如监护条件得当，可一次切除40%～50%焦痂。

烧伤患者伤后食欲下降，摄入营养不足，大量的热能消耗和组织破坏极易使患者出现感染、创面不愈合、植皮失活等现象。烧伤后机体代谢主要反应为：①分解代谢增强，产热过高，基础代谢率增加，大量水分蒸发；②负氮平衡及水、电解质紊乱，烧伤后超高代谢、蛋白质排出体外，平均每天多排20～30克蛋白质，合并败血症时可高达60～70克/日；③脂肪分解增加，脂肪丢失可达600克以上；④糖类代谢增加；⑤维生素D、A、E、B_1、B_2、B_6、C、PP等从尿液和创面丢失。故对烧伤患者必须输全血，均衡、快速补充高热量，给予高蛋白、多种维生素、矿物质等营养成分，其中蛋白质占15%～20%，脂肪占20%～30%，糖类占55%～60%，补充途径以胃肠道口服为主，必要时管饲给予流质饮食，胃肠道补充难以满足营养时采用周围静脉或深静脉营养补给。

小儿烧伤十分常见，约占整个烧伤患者半数。1～5岁小儿发育未成熟，动作不协调，其烫伤发病率最高，占整个小儿烧伤的2/3左右，且多为生活烧伤，以热水烫伤最多。小儿皮肤各层，特别是角质层薄，抵抗力差，烫伤后易发展成深度烫伤，创面也容易感染及形成瘢痕。由于小儿中枢神经调节功能及内脏器官代偿功能差，易发生休克、高热、败血症、惊厥及心、肺、肾功能不全。1963年第三军医大学对小儿体表面积进行实测提出小儿烧伤面积计算法：头面颈部（1%）＝9＋（12－年龄）；双下肢（含臀部）（1%）＝46－（12－年龄）；双上肢（1%）＝2×9，躯干（1%）＝3×9（含会阴1%）。其烧伤严重程度与成人不同。轻度：总面积＜5%；中度：总面积的5%～15%或Ⅱ度面积＜5%；重度：总面积的15%～25%或Ⅲ度面积5%～10%；特重度：总面积＞25%或Ⅲ度面积＞10%。小儿调节功能及耐受性较差，头面部组织疏松，血运丰富，易发生休克。补液量：第一个24小时胶体液和电解质液的总量为1.8±0.15 ml/（体重 kg·1% 面积），胶体液与电解质比例0.5∶1。水分：2岁以下90～110 ml/（kg·d）；2～5岁70～90 ml/（kg·d），5～8岁50～70 ml/（kg·d），8～12岁为50 ml/（kg·d），第一个8小时给总量的一半，后16小时给另一半。伤后第二个24小时胶体液、电解质和水分同前一个24小时。小儿烧伤创面处理基本和成人相同，但应尽量采用暴露疗法，包扎面积不宜过大，用药浓度不宜过高，以免药物吸收中毒。

🍊 冻伤的急救互救与自救

冻伤是寒区中最常见的损伤，我国南方的冬季由于湿度大，加上保暖防护措施不力，也容易发生冻伤。据报道，在获救的北极地区和寒冷地带的遇险者中，多数都有不同程度的冻伤。冻伤本身并不致命，但它往往可造成严重后果。有些遇险丧生的人，主要因为冻伤而失去行动能力，因而难以进行各种生存活动，最后因低温而死亡。

引起冻伤的原因很多，概括起来主要有以下几点。①寒冷：寒冷是发生冻伤的主要原因。严寒使皮肤温度降到－5℃以下，可造成冻伤。②潮湿：潮湿是促成或加重冻伤的一项重要因素。潮湿加速了热量的消耗，即使环境温度并不太低，但身体长时间暴露在潮湿的环境下亦会引起冻伤。③风：风对冻伤的发生有很大影响。风速越大，体表热量消耗也越多，也就越容易发生冻伤。④全身抵抗力低下，局部血液循环障碍，过去有冻伤病史，局部长时间接触冷物等因素都容易发生冻伤。

冻伤分为局部冻伤和全身冻伤。而局部冻伤又分为冻结性冻伤和非冻结性冻伤两类。有时气温虽在0℃以上，由于湿度大，风速大，暴露时间长，也可造成冻伤，称为非冻结性冻伤。而大多数是因为严寒使皮肤温度降到－5℃以下，造成皮肤冻结而致冻伤。

皮肤组织在冻结时，由于细胞内形成水晶体，机械性的作用使细胞膜破坏和组织损伤。但在缓慢冻结时，水晶体多发生在细胞外，细胞冻结时也不一定造成细胞膜的破裂，主要是造成组织细胞的变性，这是因为细胞发生了一系列生理生化的改变。组织液形成水晶体时，组织液内的钙离子被析出，细胞发生萎缩，细胞膜通透性增强，细胞脱水（肌细胞脱水达78%即造成损伤，而冻结时脱水可达85%～90%），蛋白变性，同时使脱氧酶等的活性降低。因此，冻结时组织损伤不仅仅是机械性的损伤，而且是伴随着细胞代谢的明显改变，代谢率可下降约50%，因能量物质（如腺苷三磷酸等）的损失而造成组织变性。

目前临床上通常将局部冻伤根据组织受损的程度分为三度。Ⅰ度：损伤仅局限于皮肤的表皮层。表现为红或微紫红色，轻度肿胀，自觉灼痒与疼痛。Ⅱ度：损伤达皮肤的真皮层。表现除具有Ⅰ度症状外，出现浆液性水疱，疱液多为澄黄、透明，疱底呈鲜红色，痛觉过敏，触觉迟钝。Ⅲ度：损伤皮肤全层、皮下组织、肌肉乃至骨骼。表现为青紫、灰白、苍白甚至紫黑色，指（趾）甲灰黑色。多数可见血疱，疱液为鲜红色或咖啡色，疱底呈灰白色或污秽色，有的亦出现浆液性水疱，严重者可无水疱发生。感觉迟钝或消失，渗出增加，皮肤温度降低。

冻伤一旦发生，要及时治疗。轻度的冻伤只是局部发红、发痒，稍有肿胀，每天用温热水（35～40℃）洗几次，洗时轻轻地按摩，以增加局部血液循环。按摩应由远端向近端。洗毕，用毛巾擦干，涂些冻疮膏，然后盖上棉花或其他的保暖物品，包扎的松紧度要适中，以免压迫局部血管，影响肢体血液循环。

如果有水疱，不要弄破，待其慢慢消退。若水疱已破，可先用盐水或温开水将局部洗干净，然后把冻疮膏敷在伤口上，也可用聚维酮碘纱布敷上包扎。

轻度的冻伤民间用一些中草药治疗，也有较好的疗效。冻伤未破可用文旦皮、生姜片摩擦患处；野桑枝熏蒸、浸泡患处；艾叶烟熏患处。冻伤已破的可选用老红辣椒（去子），放于铁锅内烤焦，研成细粉，掺敷伤口。也可将红辣椒粉加入香油调成糊剂，搽涂伤面；马勃 20 克、凡士林 80 克调拌和匀，薄涂于伤面包扎好；老丝瓜筋，切碎炒枯，研细后外用。口服中草药有肉桂、附子、补骨脂、肉苁蓉、双花、黄芪、党参、木通、茯苓、当归等。

严重的冻伤要积极抢救。应先将患者移到温暖的环境中。在搬动患者时要注意，因为在冻伤时其身体常呈僵硬甚至冻结状态，动作粗暴和用力过猛容易造成扭伤、组织断裂，应引起注意。

复温对严重冻伤者非常重要。一般对于青壮年身体条件较好的患者，多采用快速复温。即将患者放在 38～43℃ 的温水中浸泡 20～30 分钟或更长时间，一直到指（趾）甲床出现潮红、伤员神志清楚后 10 分钟左右移出擦干，用厚被继续保温。快速复温一般要求在医院或有医务人员在场时进行。对于年老、体弱者用缓慢复温法。把患者放在温暖的屋子里，用棉被裹身保暖，使体温逐渐上升。这种方法比较安全，但需时较长，发生并发症的机会也较多。如在现场无良好的医疗设施，而又没有医务人员时，遇到全身冻伤的人，一般都采用缓慢复温法。当患者神志清醒后，应给喝些热的饮料如姜糖水、浓茶水等，并让病者充分休息。有条件者，可内服温通血脉的中草药，如当归四逆汤等。

另外，民间有人用雪团揉搓冻伤部位，这种做法是不对的。因为这样会散发更多的体热，使冻伤加重。也有些人手脚冻伤后，就马上泡在很热的水中或者在火上烤，这样做也有害无益。因为受伤组织突然受热，容易发生皮肤起疱或坏死现象，又由于受冻很深时，局部常常麻木失去知觉，这时即使放在很烫的热水中也感觉不出来，容易造成烫伤。

🍑 毒蛇咬伤的急救互救与自救

毒蛇咬伤是我国南方农村、山区危害性较大的一种病害，严重者可致人死亡。蛇类主要分布在热带、亚热带地区。据报道，在印度，每年被毒蛇咬伤致死的就有数万人之多。我国每年被毒蛇咬伤的人为数也不少。

全世界的毒蛇约有 650 种，能致死的毒蛇约 200 种。我国蛇类有 158 种，毒蛇 47 种，主要分布在长江以南及东南沿海一带，其中具有剧毒能致人死亡的约有 10 种。以大眼镜王蛇为最毒，死亡率最高。其他如眼镜蛇、银环蛇、金环蛇、五步蛇、蝮蛇、蝰蛇、烙铁头、竹叶青、海蛇等都有剧毒。

蛇类主要是在地面上生活，大多数毒蛇喜爱在丘陵、山坡、坟地、田野、村边、灌木丛、小河边、塘池、山涧、溪边、石块堆等地活动或休息。蛇是冷血动物，炎热的季节是它最活跃的时候，因此在夏秋季，人们到以上地方活动时要特别留意，防止被毒蛇咬伤。

毒蛇头部有毒腺（图 50），能产毒液。毒液经导管流入毒牙。毒牙有一小沟或细管。毒蛇咬人，口一咬合，毒液被挤出，就注入人体，同平时打针一样。毒液从伤口吸收进入淋巴管，再转入血内，遍布全身。如果咬中血管，毒液直接入血，症状出现得又快又猛。

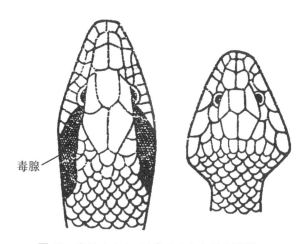

毒腺

图 50　毒蛇（左）、无毒蛇（右）蛇头形状

毒蛇咬伤的症状主要是由毒蛇的毒腺中所分泌的一种蛇毒引起的。蛇毒的成分比较复杂，由蛋白质、多肽类和多种酶组成。有毒成分按其作用原理和临床表现可归为两类：损伤神经系统的神经毒和损害血液循环系统的血循毒。如兼有神经毒和血循毒，则称为混合毒。

神经毒可损害外周神经和中枢神经系统，尤其对人危害较大的是对外周神经中的神经肌肉起阻断作用，引起横纹肌麻痹。因呼吸肌对蛇毒特别敏感，所以往往先累及呼吸肌，引起呼吸肌麻痹而导致呼吸停止。作用于中枢神经系统的蛇毒可引起全身发麻、头颈发硬、张口困难、呼吸困难，甚至休克、昏迷等症状。神经毒对局部咬伤处作用不明显，仅有痒、麻木感。所以，一旦被含有神经毒的银环蛇、金环蛇、海蛇等咬伤后，千万不能因为局部症状不重，思想麻痹而延误治疗。

血循毒可损害凝血功能和心血管系统。五步蛇、竹叶青、蝰蛇等的蛇毒为血循毒。毒素对全身血管内皮细胞有很大的破坏作用，破坏组织及红细胞、白细胞，严重时造成溶血，损害心肌，造成循环障碍。血循毒可引起口渴、恶心、全身酸痛、咽喉痛、寒战、发热、全身出血、休克或昏迷等症状。血循毒对局部咬伤处作用明显，故局部症状较重。

混合毒侵入人体后所表现的症状包括上述神经毒和血循毒两个方面，中医称风火二毒。大眼镜王蛇、眼镜蛇的蛇毒为混合毒。其蛇毒对人体危害极大，全身及局部症状重，但引起死亡的原因主要是以神经毒为主。

被蛇咬伤时，多在仓促、惊恐中发生，往往很难辨别蛇的特征，难以判断是毒蛇还是无毒蛇。如果可疑，一律按照毒蛇咬伤处理最为安全。无毒蛇咬伤后局部症状轻，全身一般无症状。判断是否被毒蛇咬伤，了解以下几点非常重要。①首先要了解蛇咬伤后的时间，一般毒蛇咬伤后 10 分钟～2 小时就会出现全身症状。如果咬后时间已久，全身症状尚未出现，可能中毒症状轻微（但还不能大意），而全身症状出现得愈早，中毒也愈严重。不过，咬后不久，症状虽未出现，但也不能轻视。②查看咬伤的部位也可以说明一些问题。蛇咬伤 3～5 分钟，伤处就有剧烈的疼痛（血循毒的疼痛可越来越重）；过十几分钟，伤处迅速肿起（血循毒的肿胀最明显，可比神经毒的肿胀大 3～4 倍，并向上蔓延），摸上去较硬，有时一按就痛。在咬伤四周部位，有感觉麻木区（神经毒）。无毒蛇咬伤时，多是先痛，经过十几分钟，逐渐减轻、消失。③观察蛇咬伤皮肤处的牙痕（图 51）。毒蛇咬伤后，常有 2 个、3 个或 4 个明显的齿咬痕变。有时有几个小牙痕，上面一个大牙痕。牙痕周围一按就痛，而且发硬。多半不出血，但也有出血不止的。时间稍久，牙痕可因肿胀融合在一起，皮色也转成青紫。无毒蛇咬后，牙痕只有

图 51　毒蛇（上）、无毒蛇（下）咬伤牙痕

排成椭圆形的小点，按压不痛，也不发硬；多半出血，但不久自止。

被毒蛇咬伤后应立即急救处理。首先要保持镇静，立即坐下或卧倒，不应再走动，更不应快速奔跑，以防加速毒液的扩散。

毒蛇咬伤一般以四肢最多。立即用手帕、布条或撕下衣服等止血。止血部位应在被咬肢体伤处上方5厘米为宜，主要阻断淋巴及静脉回流，避免蛇毒向近心端扩散至其他地方。止血带不必勒得太紧，不要阻断动脉血流，即使伤口有少量出血也不要紧。扎好止血带，如发现指甲或趾甲发紫，四肢又紫又肿，比较严重，可以在扎止血带1小时之后松一次，以后每隔半小时放松3～5分钟。止血带勒得不能过紧，时间也不能过长，防止引起肢体因缺血坏死造成截肢，甚至危及生命，应该慎重。毒液已经去除，并经用药之后，止血带方可解除。当伤肢给予有效的止血和制动后，如果有现成的冰块，可将其放置于伤口周围，能延缓、阻止蛇毒的吸收和扩散。一般止血带的应用和局部降温时间可持续48小时，因蛇毒进入体内后，大部分均在48小时内逐渐被分解，但主要还应由临床症状来决定。

去除蛇毒非常重要。毒蛇咬伤不久（5～10分钟内）可用盐水、温开水或清水冲洗伤口，将留在伤口表浅处的蛇毒冲走。用消毒药水如高锰酸钾液冲洗伤口最好。然后用消毒或清洁的刀片（刀片可泡在酒精中或在火上烧一下），在伤口上做十字切口，再在周围做几个小切口，使蛇毒能通畅地流出来。如无刀片，用三棱针或其他锐利器械挑破伤口，不必过深，以划破两个毒牙之间的皮肤使毒液流出为原则。

伤口扩大后，用手指从四周向伤口挤压毒液，至少20～30分钟，让伤口流出浅黄色清水或血水。如毒液不能通畅地流出，可用吸奶器或拔火罐来吸毒。在野外如无条件时，也可选择用嘴吸吮伤口将蛇毒吸出。此法有一定风险，尽量不要选用。由于唾液及胰蛋白酶能破坏毒素，所以吸后必须立即吐出，吸毕漱口，用嘴吸毒对吸吮者并无危害。如口腔、口唇破损或牙齿有病，则不能选用吸吮法，以免蛇毒由这些破伤病灶处进入人体。不能应用吸吮排毒时，应尽快送伤者去医院急救。

早期急诊处理后，尽早使用解毒药。而最有效的药物是抗蛇毒血清，早期应用疗效显著。使用抗蛇毒血清也有一定局限性，目前国内使用的抗蛇毒血清均为单价的，只对同一种类的毒蛇咬伤才有效，故使用前必须弄清毒蛇的蛇种，同时还需做过敏试验。口服药片常用的有南通蛇药（季德胜蛇药）、上海蛇药、湛江蛇药等。伤后立即服南通蛇药（10～20片）或其他蛇药

（按说明服用），距离伤口四周 2 ～ 3 厘米处的皮肤涂南通蛇药 5 片（用温开水或唾液先化开），此药不宜进入伤口。我国民间应用中草药治疗蛇伤也有一定疗效。常用的中草药有半边莲、半枝莲、七叶一枝花、东风菜、鬼针草、徐长卿、白花蛇舌草、蛇莓、木芙蓉、佛甲草等。可就地取材，选一至数种，等量，洗净捣烂取汁，每次口服 40 ～ 50 毫升，每日服 4 ～ 6 次，首次剂量加倍。药渣敷在伤口周围（不要盖住伤口）及肿胀部位，保持湿度，干后即换，一日数次。

被毒蛇咬伤经初步紧急处理后，应设法尽快送往医院做进一步治疗。

昆虫咬伤的急救互救与自救

能伤害人的昆虫种类多，常见的能叮咬人的昆虫有蚊、蠓、蚋、白蛉、蜱、虱、蚤、螨、臭虫、蜂、隐翅虫、毒毛虫等十多种。

昆虫种类不同，其侵害人体的方式也有所不同，加之每个人机体反应能力不一样，因此临床上所表现的症状也不完全一样，总的说来有如下特点：①发病多在夏秋潮湿季节，因为这时各种虫类活动频繁，皮肤外露的机会也较多。但也有些昆虫咬人不受季节限制。②昆虫咬伤皮肤后多会出现皮疹，常出现于头面、手、足等露出部位。皮疹的形态以水肿性丘疹、风团或斑块、瘀点、水疱为主，顶端常有虫咬的痕迹。③自觉症状各不相同，有人被叮咬后可不起任何反应，有的出现轻重不同的痒感，有的虫类叮咬后可引起刺痛、灼热、触痛或严重的全身反应。皮疹被搔抓破后可引起继发感染。④病程长短不一，有的症状可在数小时内消失，有的可持续数日。某些易感者或有遗传过敏体质的人，皮疹及其他症状常顽固不退。

下面将介绍一些常见的昆虫咬人的特点，以便于更好地防治。①蚊：蚊叮咬后吸血，还要释放毒素，野蚊叮咬后可以形成血疱，奇痒难忍。蚊叮咬还可以传播疟疾、丝虫病和乙型脑炎等疾病。②蠓：老百姓把蠓称为"小咬"，其身长只有 1.3 毫米大小，肉眼可以看到。它们成群成片，朝着人们迎面扑来，难扑打掉。人被其叮蜇咬后，局部出现瘙痒性疹样小风团，奇痒难忍。它好叮咬人小腿和耳廓。③蚋：多见于东北大森林，身体 1.5 ～ 5 毫米大小，叮咬并吸食人血。被叮咬者局部出现梭形风团，又痒又痛，可见出血性瘀点及红色丘疹。④白蛉：身体约 4 毫米大小，晚间出来咬人，常被人们疏忽。它叮人吸血，口吐唾液，被叮咬者局部见瘙痒性丘疹性风团。白蛉还可以传播黑热病。⑤蜱：老百姓称它为"草爬子"，生长在森林里。它叮咬人时吸血、放毒，被咬者身体局部见瘙痒性风团。蜱可以传播莱姆病。⑥虱：虱分为头虱、衣虱和阴虱，分别寄生在人的头皮、内衣和阴毛上，均以吸血为食。叮咬皮肤而引起皮炎、痒痛。⑦蚤：蚤有人蚤、犬蚤、鼠蚤之分，叮咬人的主要是人蚤，其唾液中含有毒汁，叮咬人后可引起风团样丘疹。⑧螨：螨侵害皮肤可引起皮炎，称为螨虫皮炎，又称谷痒症。螨虫寄生在农作物上，常见于接触谷物、棉籽的农民和搬运粮食的工人。在身体的接触部位或露出部发生丘疹性荨麻疹样损害，表现为黄豆大至花生米大、纺锤形、质硬的红斑，中央有米粒大丘疹，瘙痒剧烈。⑨蜂：又称马蜂，它叮咬人之后向人体内释放大量毒汁，虽只有一个蜇咬口，却以它为中心发生大片极显著的潮红、水肿、胀痛，如发生在眼周围，眼裂可被封闭，在刺口处可见丘疹、水疱或结痂。蜜蜂也咬蜇人，工蜂蜇人也会使人发生较严重的红、肿、疼痛。⑩隐翅虫：属于甲虫的一种，它好在晚间有灯亮的地方袭击人。若叮咬人时被拍击打死，会放出体内强酸性的体液而使人发病。病损为片状、长条状风团样皮炎，又痛又痒，较重的患者可有发热、头痛、头晕、恶心、呕吐等全身症状。⑪毒毛虫：夏季在树林或草地上常有一些毒蛾，它们的幼虫全身长有无数针状的毒毛，与之直接或间接接触后能引起局部皮肤红肿发炎，出现丘疹样荨麻疹，有痛痒感及触痛。

昆虫叮咬人后又痛又痒，令患者非抓不可，若将皮肤抓破，继发感染，可发生脓疱病、毛囊炎、疖肿，少数继发溶血性链球菌感染，后者则可发生急性肾炎。属过敏体质的患者被昆虫叮咬后，反复搔抓，出现小丘疹，瘙痒更甚，称为单纯性痒疹。少数因反复搔抓，进而发生顽固难治的结节性痒疹。

昆虫咬伤后应给予必要的治疗。局部清洁擦干后可外涂清凉油、风油精、酒精及消炎药膏，局部症状重者可用些弱效的激素霜（如尤卓尔霜）。蜜蜂蜇伤可用弱碱性溶液（3% 氨水、肥皂水、3% 碳酸氢钠）外敷，以中和酸性毒素。黄蜂蜇伤则用弱酸性溶液（醋、0.1% 稀盐酸等）中和。伤处有继发感染者可使用抗生素。如咬伤较重，局部形成丘疹或风块，尤其过敏体质的人，继往风块较大，红肿加重，可应用抗组胺药物如苯海拉明 25 ～ 50 毫克、氯苯那敏 4 ～ 8 毫克口服，每日 3 次。必要时可静脉注射钙剂，以抗过敏。

对昆虫咬伤应是防重于治。首先是告诫人们在昆虫较多的地区活动时要穿长袖衣、长裤，防止被叮咬；其次是可在皮肤上涂驱避剂，可用二乙甲苯酰胺、乙基己二醇苯甲酸苄酯等配制的药水外涂，并注意防止被水（汗水）冲掉；最重要的一点还是要搞好环境卫生，勤换、勤洗衣服，出太阳时晾晒床单、凉席。地面上撒些石灰，杂草较多的地方可喷雾一些杀虫药，防止各种昆虫、寄生虫孳生。

🍊 淹溺的急救互救与自救

1. 概念：人体淹没于水或其他液体中，由于液体充塞呼吸道及肺泡或反射性引起喉痉挛以致窒息和缺氧，从而引起临床死亡状态，称作淹溺。

2. 溺水的分类

（1）淡水淹溺：一般落入内陆江河、游泳池、水井等，因大量淡水进入肺内使血液稀释发生溶血而大量钾离子释放，导致心室纤颤和窒息而死亡。

（2）咸水淹溺：指人在海水中淹溺，因咸水电解质含量比血浆高，使体内水分进入肺，导致肺水肿，溺水者因缺氧或循环衰竭死亡。

3. 现场抢救措施

（1）争分夺秒使溺水者脱水上岸。

（2）保持气道通畅，消除呼吸道内污染杂物和残留积水，松解裤带，将舌头拉出口腔外。

（3）尽快让溺水者肺内的水自然流出，有两种方法：一是救治者一腿跪地，另一腿屈膝，将溺水者腹部置于屈膝的腿上，使其头部下垂，按压其背部；二是抱住溺水者双腿，将其腹部放在救治者肩上，来回颤波走动。

（4）呼吸停止者，应立刻进行人工呼吸，这是现场抢救的关键措施。

（5）心搏停止者，应在人工呼吸的同时立即进行胸外心脏按压术。

🍊 有害气体中毒的急救互救与自救

1. 天然气中毒

（1）中毒原因及危害：天然气主要成分是甲烷、乙烷等低分子量的烷烃，此外还含有少量二氧化碳、硫化氢等。当天然气泄漏或燃烧不全时，空气中含量过高，氧气相对不足，可造成单纯性缺氧、窒息，发生中毒。

（2）中毒表现：表现为头晕、恶心、呕吐、乏力、嗜睡、昏迷、肌强直，并可合并脑水肿、肺水肿等。重者可遗留瘫痪或失语、智力改变。

（3）救治方法

①迅速脱离现场，移至新鲜空气处吸氧。

②应用脱水剂如20%甘露醇250毫升静脉滴入，消除脑水肿。

③给予营养、保护组织细胞的药物，如细胞色素C、辅酶A、腺苷三磷酸等，改善供氧，改善脑组织代谢。

④长时间昏迷、高热抽搐、循环衰竭等危重患者可给予降温及人工冬眠治疗。

（4）预防

①室内燃烧注意通风。

②定时检查燃气管道、器具，严防泄漏。

2. 液化石油气中毒

（1）中毒原因及危害：液化石油气是开采和炼制石油的副产品，为碳氢化合物，具有较强烈的麻醉作用，一般情况下对机体无影响，当空气中液化石油气含量过高时，可造成氧含量减低，使人窒息。

（2）中毒表现：出现头晕、乏力、恶心、呕吐、眼结膜充血，并有感觉障碍，如肢端麻木等。当吸入的浓度过高时，可立刻晕厥、昏迷。

（3）救治方法

①将中毒者搬离现场，松解衣带，吸氧。

②呼吸停止者行人工呼吸，并给予呼吸兴奋剂。

（4）预防：定期检查贮罐口及开关，防备泄漏。接触液化石油气注意通风。

3. 一氧化碳中毒

（1）中毒原因及危害：一氧化碳为无色、无刺激性气体。凡含碳的物质在燃烧不全且室内通风不良的情况下，均可使室内一氧化碳积聚而造成中毒。一氧化碳中毒又称煤气中毒，冬季多见。

在正常情况下，血液中的血红蛋白将氧携带至全身各组织细胞，以供人体的正常生理活动需要。但一氧化碳与血红蛋白的亲和力比氧与血红蛋白的亲和力大200～300倍，而碳氧血红蛋白的解离速度又是氧合血红蛋白的1/3600，因此，当一氧化碳被吸入后立即与血液中的血红蛋白结合，使其丧失携氧功能，从而造成机体急性低氧血症，严重者可导致死亡或留有神经系统后遗症。

（2）中毒表现：轻者头痛、头晕、视物模糊、心悸、恶心、乏力，重者以上症状逐渐加重，颜面潮红、唇红，汗多，脉搏增快，躁动不安，渐渐进入昏迷状态。

（3）救治方法

①立即移至空气新鲜处，注意保暖，松解过紧衣扣，持续吸氧。严重者进高压氧舱氧疗，尽快纠正缺氧，可用能量合剂、细胞色素C改善代谢。

②抑制脑水肿，可降颅压、脱水、利尿等。

③促进神经恢复，应用醒脑静、胞磷胆碱。

④对症处理及防止并发症等。

（4）预防：室内用火必须安装烟囱，注意开气窗通风。

4.二氧化碳中毒

（1）中毒原因及危害：二氧化碳是无臭、无色的气体，高浓度时略带酸味，加压贮存于钢瓶中，放出时呈雪状固体，称为干冰。在仓库、地窖、煤窖、下水道等密闭处所或某些化工行业可接触高浓度的二氧化碳，易发生中毒。

正常情况下，血液中的二氧化碳分压大于肺泡二氧化碳分压，因此血液中的二氧化碳可弥散入肺泡排出。但当大气中存在高浓度二氧化碳时，内外压力的改变使得血液中的二氧化碳不能弥散出来，即可出现中毒反应。神经系统先兴奋、后抑制，黏膜、血管明显充血，重则死亡。

（2）中毒表现：可有头痛、耳鸣、胸闷、气促、恶心、呕吐、乏力、眼结膜充血、视物不清。严重者心动过缓、呼吸困难、发绀、嗜睡或惊厥、昏迷，可合并肺水肿，甚至呼吸中枢麻痹死亡。

（3）救治方法

①立即脱离二氧化碳高浓度环境，移至空气新鲜处，吸氧，重者用高压氧疗法。

②注射呼吸兴奋剂，如尼可刹米、洛贝林等。

③对症处理，如抗惊厥、镇静和肺、脑水肿的处理。

（4）预防

①下地窖等密闭场所之前应通风或戴供氧防毒面具。

②可做点灯试验，当空气中二氧化碳＞1%时，灯焰即熄灭，说明人暂不能进入该场所。

高原反应的急救互救与自救

高原的概念，在地形学上是指凡地势高，而地面比较平缓宽广，海拔在500米以上的地区。它以较大高度区别于平原，又以较大的平缓地面和较小的起伏区别于山地。根据观察，高原的高度不同，对人体的影响也不一样。多数人上山或登高到海拔3000米时就会出现明显的症状和体征。因此，高原医学专家们把海拔3000米以上高度的地区称为高原。

据统计，世界上3000米以上地区的面积约有270万平方千米，几乎占地球大陆面积的5%，其中将近一半位于南极洲。其余25%的高原地区常年覆盖冰雪。只有很少3000米以上地区有人类生存。世界上约有0.5%的居民生活在3000米以上的高原地区。

我国是个多山的国家，高原、高山地区辽阔，面积约占全国总面积的1/6。海拔3000米以上的高原主要是青海、西藏、四川西部、云南西北部。那里风光奇特、神妙，宛如神话世界。过去，由于交通不便，很少有人光顾，从而使它披上了一层神秘的色彩。近年来，到高原旅行游览的人日益增多，其中约75%的人会发生不同程度的高原反应，严重者可发展成为高山病。因此，了解和掌握高原反应的形成、预防和防止高山病的发生成为旅游爱好者和人们关注的话题。

高原反应是指短时间内由平原进入海拔3000米以上地区或由高原进入更高地区，而出现头昏、头痛、失眠、乏力、心悸、心率及呼吸加快，重者厌食、恶心、呕吐、面部水肿、口唇轻度发绀、手足发麻等改变。

高原的自然条件和平原不同，对人体有影响的因素很多，主要是低气压、低氧、寒冷、干燥和强光等几个方面。

在人类居住的地球周围，包绕着一个很厚的大气层，这个大气层对地面上的一切物体都具有一定的压力。经科学家测定，当气温在0℃时，位于海平面的压力为760毫米汞柱，这就是一个大气压。随着高度的不同，气压也不一样，海拔越高，压力就越低。在海拔5308米时，大气压降低到海平面的一半，即380毫米汞柱，氧分压降到80毫米汞柱。因此，人进入高原后，吸入的空气中氧分压降低，肺泡氧分压、动脉血中氧分压、血氧饱和度均随之降低。因血氧含量降低，它带给全身组织的氧也相应减少，从而影响有氧代谢的正常进行，机体呈现缺氧状态。

高原寒冷是仅次于低氧的对人体影响较大的另一个自然因素。海拔愈高，气温愈低，海拔每升高1000米，气温约下降6℃。而且高原气候多变，日温差较大，可谓"早穿棉，午穿纱，七月酷暑飘雪花"。在低温条件下，机体为了保持正常体温，一方面力求减少热量的消耗，停止出汗，开始皮肤血管扩张，以增加血流来温暖受冻的皮肤，当寒冷再度加重时，则血管收缩，皮肤苍白，起"鸡皮疙瘩"，使血液减少与体表寒冷部分的接触面，以保持体温。另一方面，体内代谢加强，出现不自主的颤抖，以产生较多的热量。但是，机体自身的体温调节功能是有限的，而且高原风速大，刮风多，增加人体对流散热，有加剧寒冷的作用。

在海拔3000米高度处，空气中的水分仅为平原的三分之一。空气干燥也是高原对人体影响的一个因素。由于大气压低、干燥、风大，体内水分极易散发。干燥和寒冷同时作用于人体时，皮肤血管收缩，皮脂腺分泌功能下降，皮肤容易发生皲裂。空气相对湿度低，加上肺通气量增大，使鼻黏膜干燥，鼻腔容易出血。还有些人在高原时间长，发生指甲凹陷症。

高原紫外线照射要比平原强得多。在海拔4000米的高原上，紫外线放射量增加2.5倍。若在雪地，紫外线经过反射，更加强烈。过强的紫外线照射可能引起光照性皮炎，皮肤出现红斑、脱屑、瘙痒、水疱等症状。强烈的紫外线若作用于中枢神经系统，可引起头痛、体温升高等症状。

高原反应一般不需治疗，适应后症状自行消失。如果头痛可服用布洛芬（止痛片）。个别症状严重者，经过吸氧治疗，反应症状会显著减轻或消退。对高原昏迷，尤其是高原肺水肿患者，条件允许时应以最快的速度转移到低海拔地区，或送到有条件的医院进一步诊治。

目前还没有对于高原肺水肿有预防和治疗作用的确切药物。地塞米松治疗急性高原病有效，对早期肺水肿也有效，常用5～10 mg静脉滴入。吸氧能有效治疗高原肺水肿和不严重的急性高原病，但对脑水肿效果不好。几种便携式的高压氧舱在治疗高原反应中很有用，这些都是不透气的包，可以完全罩住患者，然后充气到一定压力，一般比周围大气压高得多，以此造成生理上"海拔下降"的治疗效果。

人体对高原的适应受健康状况、年龄、体质、饮食、登山季节、升高速度、劳动强度等多种因素影响，如能充分注意到这些因素的作用，并采取相应的措施，将有利于生理代偿功能的充分发挥，更快地适应高原环境。因此，欲去高原旅行或工作者应认真做一次体检，因为患有某些疾病的人是不可去的，如器质性心脏病、脑血管疾病、伴有肺功能障碍的各种呼吸系统疾病、高血压、胃肠道疾病、血液病、神经与精神性疾病、严重的慢性病等。

欲到高原去工作或观光的人，必须首先了解有关高原环境、特点和医疗保健知识，消除恐惧心理和紧张心态，增强自信心，学会适应性锻炼方法，切实做好适应性锻炼。在进入高原前到达海拔 2000～2500 米处时，要住宿 15 日左右，做些阶梯式的适应性锻炼，如登山、长跑、负荷走等，以增加肺活量和增强适应能力。据报道，适应性训练 1 个月，可使急性高原反应发生率下降 50% 以上。

进入高原地区后应注意防寒、保暖。多饮水，多吃含糖食物，以高糖类、高蛋白食物为佳，有利于克服低气压的不良作用。禁烟酒，以免增加热量散发，并积极预防呼吸道感染。

近年发现药物有一定预防作用，尤其是中药对预防高原反应有较好的效果，可在进入高原途中服用，如复方党参片，每天 2 次，每次 4 片。西药乙酰唑胺能改善换气，可在进入高原前 12～24 小时服用。

减压病的急救互救与自救

减压病是人体在高压环境工作一定时间后，转向正常气压时，由于外界压力减速太快所引起的全身性疾病。又分为潜水减压病、高空减压病及沉箱减压病，是潜水、高气压作业人员最常见的职业病。

国内随着沿海地区潜水捕捞业的兴起，国际上随着参加潜水运动和娱乐活动人员的逐渐增多及航空事业的飞速发展，减压病的发生率呈现出逐年增高的趋势。

发病的根本原因主要是违反减压规则，也有少数是由于操作人员减压知识缺乏和重视程度不够所造成的。如当潜水员、浮水作业人员或乘坐座舱不密闭的飞机快速升至 8000 米高度以上等时，由于环境压力的快速变化，较多的氮气溶解在组织及血液中。若减压过快，人体组织和血液中溶解的氮气游离为气体，形成气泡，致使肺静脉、脊髓等形成气栓而造成减压病。症状与体征大多数（90%）发生在减压结束之后，其严重程度取决于体内气泡的体积、数量、所在部位和持续时间等。因气泡可发生于机体任何部位，有些气泡还可能移动，因此，临床表现呈多样化和复杂化，重者可有瘫痪、休克以至死亡。血循环有多量气体，可使脉搏增快，皮肤黏膜发绀等。大量气体在肺小动脉及毛细血管内，可引起肺栓塞或肺水肿。

诊断主要通过病史、临床症状、体征和必要的辅助检查确定。通常情况下，减压愈快、幅度愈大，症状出现愈早，病情愈重。绝大多数症状发生在减压后 1～2 小时。据统计，从出水后到最初症状出现的间隔时间，30 分钟以内者占 50%，1 小时以内者占 85%，3 小时以内者占 95%，6 小时以内者占 99%。因此，减压人员在出水后 6 小时以内应注意观察，以便早期发现，及时处理。临床表现：轻者，由于气泡刺激皮下神经末梢及汗腺，有皮痒、灼热、蚁走感；重者，发生血管气体栓塞，同时出现皮下气肿，皮下呈青紫或大理石样斑纹、肌肉酸痛、刺痛、关节疼痛等。严重时，肢体活动受限，常保持在弯曲体位，称"屈肢征"。个别人员还可出现骨质无菌性坏死。相当一部分病情严重者发生头痛、眩晕、呕吐、偏瘫、昏迷、咳嗽、胸痛、呼吸困难、肺栓塞、肺水肿等。慢性减压病的主要表现为下肢麻木、感觉迟钝、骨关节坏死变形，甚至关节僵直。

迄今为止，对减压病的研究一致认为，加压治疗仍然是减压病最有效、最根本的治疗。所有急性减压病，均应迅速送入加压舱中，逐步升高舱内压力至原工作环境的压力水平，至少停留 2～3 小时，待症状缓解或消失后，再逐步减压出舱。若症状复发，应立即再次加压治疗。加压过程中辅以吸氧、热敷，并给予输液或热饮料。

一般减压病，只要治疗及时，方案选用正确，大多数可一次性治愈；而肺气压伤，气栓症状虽可一次性消除，但肺损伤的症状和体征仍可存在，应同时用药物治疗，以补充加压治疗的不足。根据患者的个体状态不同选用治疗药物。扩张血管药可用地巴唑、烟酸、氨茶碱等，以增加组织血流量，促进气体排出。抗凝药可选用肝素、阿司匹林、低分子量右旋糖酐等，以防止血管内凝血，抑制血小板黏附及聚集。肾上腺皮质激素可选用泼尼松、地塞米松、氢化可的松，以改善血管通透性，减少血浆渗出。

为了预防减压病的发生，从事高压环境工作人员必须严格把好体检关，有下述情况者不能参加高压环境工作：上呼吸道慢性炎症、鼓膜破裂、慢性肺部疾患、心脏病、癫痫、严重听视觉功能不良、糖尿病、精神病、疝等。

预防主要在于平时加强身体锻炼，学习必要的健康卫生学知识，提高机体对高压的适应性，尽量缩短工作时间，延长减压时间，切实遵守高压环境工作操作规则，严格按正确选择的减压方法和方案减压，切实防止组织和血液中气泡形成的可能，是预防减压病的根本方法。

近年美国阿姆斯特朗高空减压病实验室研究表明，在吸氧排氮期间给予一定的体力负荷，提高排氮效果，有助于防止高空减压病的发生。

 晕动病的急救互救与自救

乘坐车、船、飞机受到摇摆、颠簸等刺激，引起前庭－自主神经功能紊乱而产生的一系列症状，称为晕动病。

晕动病是一种因耳迷路受刺激，引起反射性的、自主神经性综合病症；眼、耳蜗、肌肉、嗅觉和心理因素也起着一定作用。动物实验证明，去掉迷路以后就不会发生晕动病。晕动病主要起源于耳石器，所以平卧、头部放低就可以使症状减轻，因为此时耳石器处于兴奋性最小的位置上。个体对运动的敏感性差异很大，有人很敏感，有人则不敏感，妇女较男子易于发病。2岁以下小儿因迷路功能尚未健全，所以不患晕动病。老年人也不易患病，可能是神经系统应激能力减弱的缘故。经锻炼所获得的耐受性也因人而异，有人迅速获得耐受性，而有人则终生不能耐受。

环境中的不良刺激，如汽油味、噪声、闷热、身体虚弱、焦虑不安等可成为诱因，当迷路受到刺激过大、持续时间过长，或反复出现时，形成的过强刺激，引起前庭神经的过强兴奋，传向神经中枢，而发生晕动症状。

发病一般可分为3个阶段：

（1）前驱期：主要是精神症状，如疲倦、少言、感觉不适、焦虑不安；还可能有打呵欠、头痛、面色苍白、出汗、流口水等。这时如能平卧，使头部倒向后方，可能对晕船有效果。

（2）发作期：出现眩晕、呕吐。呕吐次数和内容物因人而异，严重的可呕出胆汁。脉搏和血压的变化差别也较大。

（3）晕动后期：继续发生恶心、间歇性的呕吐，但往往呕不出。可发生晕厥、虚脱，身体处于衰竭状态，对周围事物漠不关心。

有时发病可能很突然，说话间就吐起来。3个阶段的症状也不依次序发生，但在停止动作刺激后，症状就可逐渐缓解或消失。

治疗可用茶苯海明（乘晕宁）25～50毫克，每日3次，口服；或东莨菪碱0.3～0.6毫克，每日3次，口服、皮下注射均可。副作用有口干、嗜睡、视物模糊。青光眼者禁用。也可用甲氧氯普胺（灭吐灵）10～20毫克，每日3次。前两种药物在启程前1小时服用，比发病后再服效果要好。其他如甲氧氯普胺、氯丙嗪、地西泮等止吐和镇静剂可酌情使用。

个人预防：应在旅途中取低头平卧或仰卧位，可使头部症状减轻。尽量限制头部活动，尽可能固定头部，如靠在椅背上，避免摇动，可以减小晕动病的发生率。并合理地利用视觉，在乘坐车、船时眺望远方地平线，或看东西固定在一点上，有助于减少晕动病的发生。如果条件不许可眺望远处，而近处视野内的物体又在移动，则应闭目并固定头部。船、车内应注意环境卫生，空气新鲜，无不良气味；易患晕动病者，平时应参加体育锻炼，以增强前庭器官对运动的适应能力。

🍊 食管异物的急救互救与自救

食管异物是指异物嵌顿于食管，为食管的常见疾病，半数以上发生于10岁以下的儿童，常见的是咽喉异物。

人的整条食管并非同样粗细，有三个狭窄部位，其中有两处特别狭窄，一处在高位，即咽与食管相续处，另一处在进入胃的上方，即食管穿膈肌的食管裂孔处。异物多半堵在这两个位置。

各种食物、骨类、果核、硬币以及玩具等凡能进入口腔者都可能成为异物，多在进食中发生。最常见的为鱼刺、碎骨，或夹杂在饭菜中的木片、竹签等。在儿童中最常见的为小玩具、笔套、果核等。幼儿磨牙不全，食物未经很好咀嚼或进食时哭闹说笑将食物囫囵吞下，梗于食管也能成为异物。

食管异物主要症状表现为咽下不适。异物偶然进入食管，一般开始都有气哽，继之有异物梗在食管中感觉，如异物在颈部食管则症状更明显，胸部食管异物常有胸骨后异物阻塞感及隐痛，有程度不同的咽下困难、食管堵塞、异物刺激分泌增多，而导致涎液明显增多。异物嵌于食管上段压迫气管后壁，可发生呼吸困难。气管上段的异物刺激气管，食管上段堵塞分泌物逆流入气道，长期存留异物并发气管食管瘘。这些都是引起咳嗽的常见原因。

被卡住的食物在几小时到1天就可导致水肿、糜烂，少数出血穿孔，产生食管周围炎、纵隔炎、纵隔脓肿，带尖刺的异物偶尔穿入邻近的大血管、心包和肺还会引起严重后果。

食管异物均应尽早取出，希望通过吞咽饭团或其他食物将异物压下是很危险的，可以促使嵌顿或食管外伤和穿孔。嵌顿于咽喉部的异物如不及时取出，可以窒息致死。应立即用汤匙或牙刷柄压住患者舌头的前部，在亮光下仔细察看舌根部、扁桃体、咽后壁等，尽可能发现异物，再用镊子或筷子夹出。如患者咽部反射强烈，恶心剧烈而难以配合时，则让患者作哈气动作，以减轻不适。

如果异物是鱼刺卡在咽喉，也可用下列方法软化骨刺：①威灵仙 10 克，乌梅 3 个，食醋少许，煎汤，频繁缓缓咽下。②将橙皮切成小块口含慢慢吞下。③维生素 C 片含化 2 片，徐徐咽下。

如果上述方法无效，或吞咽后胸骨后疼痛，说明异物在食管内，对这样的患者，一定让他安静、尽量减少恶心呕吐，以免引起尖锐的异物误刺入心脏，另外应当禁食，并迅速送往有条件的医院，用食管镜将异物取出，千万不要在家自行处理或任其发展。对于进入胃内的异物，小的、圆的可随粪便排出；对于大的异物不应服泻药，以免造成肠梗阻或穿孔，而应手术治疗。

胃肠异物的急救互救与自救

异物经口进入胃肠道的原因是多种多样的，除因各种有意摄入因素外，异物经口不慎误入胃肠道多见，常发生在年幼无知的儿童、感觉迟钝的老人、精神病患者、酗酒中毒者、异食癖以及口腔黏膜病或视力障碍者，尤其多发生在儿童。儿童日常生活中能遇到的各种细小的物件都可能被吞咽入胃肠内，如纽扣、别针、徽章、钱币、小石子、钢珠、假牙、戒指、各种小玩具等。另一类为某种食物，既不能被消化，又不能及时通过幽门，在胃内滞留聚结成团块，或与胃黏膜凝结成硬块，也称胃石。胃内结块（胃石）根据其成分不同，可分为植物性胃石、动物性胃石、药物性胃石、混合性胃石。

误吞异物后，临床表现以上腹部轻微隐痛不适为最多见，其次伴有恶心、呕吐、呕血、黑便。如出现突发剧烈腹痛和腹膜炎体征时，应考虑异物已导致穿孔。胃内结块腹部症状可有可无，有的上腹部可触及可移动块物，常见并发症有幽门梗阻、溃疡和出血。

仔细询问病史和进行体检，了解摄入异物的时间、数量、大小、性状，摄入异物后的症状、体征以及异物是否已经随粪便排出体外，对确定诊断、估计预后、判断是否合并胃肠道损伤和决定治疗措施都很有帮助。大多数患者能真实地自述或他人代诉所吞入异物的时间、性状、数量等，但儿童、迟钝的老年人及精神异常者不能清楚地自述病史，企图自杀的患者往往会隐瞒异物摄入或否认他人代诉的病史，另外还有些人（多见于犯人）谎称或夸大病史，这些都造成了医生的判断困难。

X 线检查是异物诊断或定位的主要措施，凡有异物摄入史和初步诊断为胃肠异物者，均应及时进行 X 线检查。金属异物 X 线检查可清楚地显示出异物的大小、形态、数量及位置，并可动态观察其运行情况，供诊断和治疗参考。但也应注意较小而细的金属异物透视易漏诊，应常规拍胸腹部 X 线片，以发现异物停留或嵌顿于食管或贲门处。X 线检查前应让患者脱去上衣，先透视一下异物的大体位置，透视中应转动体位并检查异物所对应的腹壁和背部皮肤，防止有的人谎称吞入异物，其实是将金属物贴在腹壁上。

胃肠异物的治疗是采用积极手术还是以保守治疗，专家意见不一，因为人体的胃肠道有很强的排出异物能力，吞入胃肠道内异物 80% 以上能够顺利排出体外，并且无胃肠道损伤，至于异物能否顺利排出体外，要从异物的形态、长度、锐钝程度，以及异物在胃肠道移行的情况和患者胃肠道的生理状态或病理改变进行全面分析。如果误吞的是小的圆形无尖角的金属，一般不必担心，吞入的异物 1～2 天后自然会随粪便排出；如果误吞的是有锐角的金属，如针、铁钉等，因其可刺入肠壁，应予以足够的重视。首先让患者安静平卧，从精神上安慰患者不要紧张，必要时可少量服用镇静剂。给予半流质饮食或半量普食，可进食粗纤维食物如芹菜、韭菜等，有助异物排出，也可以口服少量液状石蜡（5 毫升，每日 3 次）。少数患者可服用泻药以加速异物排出，但不可滥用泻药，以免扰乱胃肠道的正常功能和异物运行的自然过程，反而可能增加异物造成胃肠道损害的危险性。另外切忌按压腹部，以免异物刺入或刺穿肠壁。

在保守治疗观察期间，应反复进行 X 线检查，认真检查粪便，核对异物数目，观察患者病情变化，以了解异物运行情况，确定异物是否已经排出体外和及早发现可能发生的胃肠道损伤。

如果出现以下情况应适时手术取出异物：①异物已经造成胃肠道穿孔、出血、梗阻等。②异物嵌顿于某处，反复 X 线检查 3 天以上仍无位置改变。③有腹膜炎体征。④摄入的异物长、大、量多、尖锐，估计难以通过胃肠道并可能造成胃肠道损害者。⑤胃肠道有病变者，如十二指肠球部溃疡、回盲部肿瘤、粘连性肠梗阻、狭窄等有碍异物排出和易于导致胃肠道损害的危险因素者。对于胃内结石，可采用 X 线钡餐检查、胃镜检查，现在都把胃镜检查作为首选的诊断手段。治疗上可从腹壁外用手按摩挤压使结块破碎，或通过胃镜活检钳将结块捣碎。形成时间短的胃石，可用胃镜圈套器将胃石绞碎。有条件的医院也可用激光或体外冲击波治疗。胃石破碎后可配合洗胃或给予泻剂促其排出。

药物治疗胃石如口服番木瓜酶、纤维素酶等，但疗效都不肯定。

眼部异物的急救互救与自救

1. 结膜异物

结膜异物常贴于上睑结膜上，多见于睑板下沟处，检查时必须充分暴露穹窿部，以免漏诊。

常见的细小异物如灰尘、细砂、睫毛黏附于球结膜或睑结膜表面者，一般可选用 0.5%～1% 丁卡因滴液 1～2 滴表面麻醉后，用蘸湿的生理盐水棉签轻轻擦去。异物较多时，可用生理盐水冲洗结膜囊，以清除异物。必要时也可用镊子、异物针、注射针头等将异物取出。因爆炸伤引起的火药微粒、细砂等钻入结膜下者，若不引起眼的刺激症状（畏光、流泪、充血、疼痛等）可不必处理。较大的碎片引起眼刺激症状者，必须取出，必要时可于表面麻醉下行手术取异物，一般不用结膜下浸润麻醉，以避免因水肿而遮蔽异物的位置，使术者无法准确判断。

异物取出后，应滴抗生素滴眼液并涂以眼膏预防感染，必要时予以包扎，次日换药，或口服、肌注抗生素。

2. 角膜异物

常见的角膜异物有各种金属碎片、细砂石、玻璃碎屑、粉尘、谷壳及小昆虫等。

角膜异物者，常有充血、流泪、畏光、异物感，严重者可引起角膜溃疡，常同时合并虹膜睫状体炎，若异物恰好在瞳孔区内，则可引起视力障碍。

检查时用手电筒或无影灯光斜照，可见异物嵌顿，异物小者可用放大镜或裂隙灯检查。

有时检查时没有见到异物，但却总是有刺激症状，可能的因素有：①异物损伤角膜后已脱落，如同时用荧光素染色，则仅可见绿染的伤痕。②异物已移位于上睑结膜、睑板下沟等处，应注意翻转上睑检查。③异物细小透明，如玻璃碴等，这种情况滴荧光素后，即可见角膜上皮损害区染色，并且表面粗糙，必要时用裂隙灯详细检查。

浅表异物，不论性质如何，都应取出，在瞳孔区域的，应特别注意避免损伤组织。包埋在间质内的多数异物，如炸药、石块、煤碴等可不取出，多量金属类异物可酌情取出，如无刺激症状，则不必勉强取出，以免角膜受损。

若异物的问题复杂，事先应有充分的准备，使心中有数，不得盲目操作，没有把握的操作在基层卫生单位不要做，特别是细小的金属类异物或位置深、部分已远离前房，又必须将异物及时清除的患者，应及时到有条件的医院进行检查和处理。

角膜异物取出方法：患者仰卧、结膜囊内滴 0.5% 丁卡因表面麻醉剂 2 ～ 3 次，叮嘱患者睁开双眼，固定注视某一目标，必要时用镊子或棉棒固定眼球，在良好的照明下取之。常用方法有：

（1）浅表角膜异物可用湿棉签拭除。擦除异物方向：应从角膜中央向周边进行，这样可避免损伤中央角膜组织。

（2）嵌入角膜实质的异物，要用角膜异物针或皮下注射用的细针头剔除，操作时患者仰卧位，术者左手撑开患者上下眼睑，右手持异物针，针尖从异物的边缘向下向上挑取异物。

（3）如异物是铁屑，经剔除后，附近角膜组织中遗留有铁锈，因而延迟伤口愈合并引起刺激者，在去除异物后 2 天内可用角膜异物铲铲除，并涂抗生素眼膏，覆盖眼垫。如损伤面积较大，宜双眼同时涂抗生素眼膏并覆盖眼垫，以利创面修复。

取出异物后第二次换药，滴 1% 荧光素观察有无异物残留（如有异物可再次剔除）、角膜是否染色，涂抗生素眼膏。一般角膜上皮可于 24 小时内修复，角膜荧光素即不再染色，如果仍有荧光素着色，眼部刺激症状明显，角膜混浊，则表示发生感染。可在表面麻醉下将抗生素注于结膜下或按角膜溃疡治疗。

对角膜异物伤患者，应警惕发生感染，应及时去医眼科治疗，口服或肌内注射抗生素，同时要检查泪道，一旦发现还患有慢性泪囊炎，应行手术摘除泪囊，杜绝细菌来源。结膜下注射抗生素。

表浅的角膜损伤局部切勿应用皮质激素以及过量的麻醉剂，否则可导致病毒、真菌感染，延缓伤口愈合，并促使病情恶化。

3. 眼内异物

眼内异物是指金属等异物向眼球高速行进，穿透球壁进入眼内。通常在角膜或巩膜上可找到穿孔的伤口或瘢痕，也可借助放大镜或裂隙灯检查。寻找异物时，可根据眼内组织的损伤部位在其径路上寻找，一般在径路的尽端或下方找到异物。根据异物的不同密度，X 线下可将异物分为不透光性（如金属异物）、半透光性和透光性（非金属性异物）等类型。

不管何种性质的异物，原则上都应取出。磁性异物要尽早取出。非磁性金属异物，可在 X 线准确定位后直接取出。常用的有前房及虹膜异物取出、晶体状异物取出、玻璃体和球壁异物取出。眼内异物取出都要在专科进行，异物取出后，在结膜下注射抗生素预防感染。

鼻腔、外耳道异物的急救互救与自救

1. 鼻腔异物

儿童常在玩耍时或因好奇误将豆类、果核、纽扣、纸卷、石块等塞入鼻腔。如异物光滑，刺激性小，短期内可无症状；较大的如植物性异物，膨胀后可将鼻腔完全阻塞，影响鼻窦引流，可并发鼻窦炎，致流脓涕、头晕、头痛等。婴幼儿长期鼻腔异物，可致患儿消瘦、发育不良。

一旦儿童误将各种异物不慎塞入鼻腔，家长不要惊慌，应迅速将患儿送往医院治疗。医生应细心检查并迅速将异物取出。首先要亲近患儿，消除患儿的恐惧心理，使患儿能够较好地配合治疗，然后令患儿坐在助手（家长或护士）的膝盖上，将其两腿夹于助手的双腿之间，以一手压住患儿的双手，另一手环绕患儿额部，将头部固定于助手的肩部，以便医生得以仔细检查鼻腔，同时避免在取异物过程中损伤鼻腔黏膜。

根据病史和检查所见，多能正确估计异物的性质。可依其性质选择取异物的器械和方法。纸卷、棉球等软而扁平的异物，用镊子夹取即可成功；较大塑料玩具和纽扣，要用"扁平嘴"的钳子钳取；果核、小纽扣、豆类和滚珠异物可用钝头异物钩取之，将钩自异物上方伸入，使翘头向下，自后向前轻轻带动异物。

豆类、滚珠等圆形异物禁用镊子或钳子夹取，以免将其推向鼻腔深部，甚至坠入声门，带来危险。

有些儿童害怕家长训斥，隐瞒病史，日久被遗忘，等到出现单侧性鼻堵、鼻涕带血，甚至具有臭味方被发现。由于异物的长期刺激，患侧鼻前庭皮肤常有红肿，鼻腔内有较多的脓性分泌物、黏膜肿胀，使异物包埋在黏膜与分泌物中，界限不清。应首先抽吸鼻腔分泌物，继之用 1% 麻黄碱溶液喷鼻，待看清异物后再用上述方法取出。取出异物后可给予麻黄碱滴鼻，5 岁

以下患儿用 0.5% 麻黄碱即可。

一般钩取或钳取异物时不作麻醉，但少数患儿经过家长与医生耐心劝说仍不能配合治疗或异物过大取出确有困难时，可用滴有乙醚或氯仿的棉球塞入前鼻孔内数分钟后使其麻醉，然后用鼻镊取出。

除用镊子取出鼻腔异物外，还有人用口对鼻腔吹气法和中药皂荚粉排出鼻腔异物。

在农村，儿童不慎将豆类、玉米粒等异物误塞入鼻腔，由于儿童不合作，用镊子夹出异物困难，有人采用经口吹气法，可吹出鼻腔的异物，减少患儿痛苦。具体做法：一人抱住患儿，使患儿头部、四肢不乱动，术者用示指顺小儿鼻中隔方向压健侧鼻翼，不让鼻孔漏气，同时经口对患儿口腔吹气，轻轻吹几口气即可将鼻腔异物吹出，如轻吹不出，则可稍用力吹，直至吹出。

中药皂荚粉排出鼻腔异物的方法是指利用皂荚粉有刺激鼻腔黏膜、诱发喷嚏的作用，将异物从鼻腔中排出。方法是将皂荚研成细粉末，吹进有异物的鼻腔内，1～2 分钟后，则诱发强烈喷嚏，异物则同时被喷出，此法经济、简便，患儿无痛苦。

以上两种方法只试用于豆类、玉米粒等异物误入鼻腔患儿，如果异物吹不出或不被喷出，应尽快将患儿送往有条件的医院耳鼻喉科，让专科医生处理，不可盲目自行处理，以免造成不良后果。

2. 外耳道异物

外耳道异物多因儿童玩耍时将花生、豆类、果核、玻璃珠等异物塞入外耳道所致。在夏季夜间昆虫也可侵入外耳道，或外伤、爆炸异物溅入耳内。

根据异物大小、种类、形状不同，可有相应的症状，小而光滑且无刺激的异物可长时间没有症状，较大异物阻塞耳道可产生听力障碍，锐利异物可引起疼痛，甚至损伤耳道及鼓膜，活的昆虫进入耳内可有明显耳痛，耳内响动，难以忍受。检查耳道时多可明显见到异物。

异物进入耳内，切不可用耳勺等尖锐物品伸入耳内掏挖，以免异物越陷越深，刺伤耳膜，引起严重后果。如小虫进入耳内，可用电灯（或手电筒）靠近耳朵照射外耳道，虫子喜光线，会顺着光线爬出来。也可将卫生香的烟徐徐吹入耳内，虫子就会自动爬出，或用植物油、酒精滴入耳内，使昆虫溺死，再用耳镊取出。如果水液进入耳内，可用脱脂棉球把耳内水液吸出，也可让进水一侧的耳道向下，单脚跳跃，水液即可流出。如果是小豆粒、小弹丸之类的东西进入耳内，可将身体弯向有异物的耳朵一侧，单脚跳跃，直至异物掉出。如仍不能掉出者，应到医院做专科处理，取出异物（图52）。儿童哭闹，或合并感染，异物取出困难时，可在麻醉下取出异物。

A. 耵聍钩平入　　　　　　　　B. 超过耵聍后耵聍钩右旋

图52　应用耵聍钩取出外耳道异物

🌀 折针与扎刺的急救互救与自救

1. 折针

医护人员在给患者进行肌内注射过程中由于各种原因不慎将注射针头折断，这种现象称为折针。

发生折针的原因主要：

（1）注射前未按操作规程细心检查针头，发生折针的断针往往针尖钝、带钩、变形或折断处有陈旧性折痕。

（2）操作姿势不当。往往是操作者站的位置不妥，进针角度不对，操作不准确。

（3）肌内注射时小儿不合作。由于小儿哭闹、扭动，从而造成折针。

（4）肌肉强烈收缩。

臀部肌内注射时不慎断针者并不少见，有时断针后由于医务人员、患者及家属的惊慌，盲目进行局部挤压，再加上患者往往缺乏思想准备，全身处于紧张状态，患者臀肌的强烈收缩活动使断针进入深部和移位，使取出发生困难，因此，当发生臀部注射断针时，切忌用手去挤、拔。

一旦发生折针，注射者、患者及家属不要惊慌，要保持镇静，应嘱患者保持原位不动，让肌肉放松，不要用手指去掐针体，因为针细，露出部不多，手指不但掐不住针体，反而将断针推向深部。断针如有一小点露在皮外，应取尖头止血钳或镊子小心夹住断针露出部，轻轻拔出。

有时断针虽没有露出皮外，但在皮下可触及针头，这时不要立即切开皮肤取针，因为注射麻药、切皮都能使断针移位或深入。应取两根 20 号腰麻穿刺针或两根较长的针灸针在原注射孔两侧旁开 1.5 厘米处，与皮肤呈 45°斜刺入断针下方，将断针暂时固定。然后在两针间的侧方进针注入 2% 普鲁卡因 2 ～ 4 毫升，5 ～ 10 分钟后顺针尖突出外切开皮肤找断针，切皮找针时动作要轻巧，以免断针移位和深入肌层，若未能取出或针已深入，则应到有 X 线设备的医院做定位后再行切取术，切勿盲目乱找，以免过于损伤组织。

臀部断针，虽然原则上应当取出，但对一些部位较深而无症状的断针患者，可以不必急于去取。断针不会像传说那样顺着血流进入心脏，可待其将来位置固定，形成一个异物硬结时再取，就比较安全和容易成功。

折针主要在于预防。①操作者必须掌握肌内注射的操作规程，认真检查注射器械，注意针头是否锋利，针头根部是否有折痕、漏气、漏液等。②掌握正确的肌注方法。③注射前摆好患儿的体位，按摩注射部位，使注射部位的肌肉放松，但应注意无菌操作。④对不同年龄的儿童采用不同的注射方法。⑤初学者一般要在上级医护人员指导下注射，严防单独操作。应避免非医务人员操作。

2.扎刺

因外伤而进入软组织的异物称为扎刺。常见的扎刺物有木刺、铁屑、植物硬刺、缝针、玻璃片、竹木片、铅笔芯等。

进入软组织的异物须及时拔除，以免越扎越深。如扎刺较浅，可将伤口消毒，并用火焰消毒过的针或镊子将刺全部拔出，然后再消毒一次，包扎好。如刺扎得很深，并断在肌肉里，或是带泥土的刺，则需去医院手术处理，处理后注射破伤风抗毒素。

扎刺易引起伤口化脓，需注意消毒。如扎刺拔除后，局部仍红肿，且越来越严重，并有疼痛、灼热等，说明伤口已有感染，除局部换药消毒外，还需口服或注射抗生素治疗，常用青霉素 80 万单位，每日 2 次肌注，或先锋霉素 0.5 克，每日 3 次口服等。

运动损伤的急救互救与自救

随着人们生活方式的不断改变，喜欢运动锻炼的人越来越多。但随之而来的各种运动损伤随时都可能发生。一旦身体受伤，如果早期能给予正确的急救处理，可大大减少以后的并发症，加快外伤的好转和愈合，使伤者较快地恢复健康。若急救处理不当，轻者加重伤情，发生感染，延长治疗时间，增加伤员的痛苦，重者则可能造成残疾。常见的运动损伤有软组织损伤、关节脱位和骨折。

软组织损伤的种类很多，概括地说，凡未触及骨组织的外伤，统称为软组织伤，也是运动损伤最多见的一类。

（1）皮肤擦伤、撕裂伤及刺伤：以擦伤最常见，一般只伤及表皮及真皮层，伤后局部涂擦 2% 汞溴红（红汞）即可。但面部及关节附近的擦伤最好不用，因为在面部会影响美观。在关节附近结痂后活动容易再破裂，应清洗消毒后用油纱布或聚维酮碘湿纱布覆盖。在擦伤中最严重也最不好处理的是"刺花"伤。这是因为摔伤时，小石子、煤碴、沙屑等异物嵌进皮肤内。这些东西不清除干净，可长在皮肤里，不仅影响美观，而且以后也不易清除。对这种"刺花"伤，一般宜到医院处理，尽可能在麻醉下用硬毛刷仔细地将这些小砂粒刷出，然后用油纱布包扎。撕裂伤、刺伤伤及皮肤和皮下组织，处理时最好早期进行外科清创缝合，凡皮肤有开放损伤的都要注射破伤风抗毒素预防破伤风。

（2）软组织挫伤：挫伤是由外力冲撞引起的组织结构损伤，但组织未能发生断裂。由于挫伤的程度不同，又可出现以下两种情况。①皮下血肿：易发生在大腿外侧及小腿前侧。伤后当时并不严重，往往在数小时或次日才出现一个大血包（皮下血肿）。血肿一旦出现，应立即用粗针头抽吸干净，再用较厚的棉花、海绵、纱布等压迫包扎，并卧床休息，以防出血。②肌肉拉伤：易发生在大腿前面的股四头肌和小腿后侧的腓肠肌。主要是肌肉组织内出血和肌纤维断裂。轻者只是肌组织肿胀，不影响功能，休息 2～3 天就可逐渐练习恢复活动。重者往往肿胀越来越重，不能走路，疼痛难忍。如果再剧烈活动，就容易再伤或严重出血，而不得不行手术清除血肿。有些甚至还可以发生骨化性肌炎（肌肉里长出骨组织），严重者影响机体功能。因此，对较重的肌肉挫伤，应立即给予冷敷，压迫包扎。若有血肿，要尽早抽吸。这种损伤，患者伤后千万不要急于运动，经卧床休息 2 周后再逐渐练习屈曲活动，逐渐增加活动量。严重的挫伤，一般需要休息 1 个月或更长的时间。手指挫伤在体育锻炼中也比较常见。轻者只是关节肿胀疼痛，重者可造成韧带损伤甚至断裂。手指挫伤后不应再继续运动，否则容易加重损伤。可用橡皮膏把伤指与其相邻的手指并排缠起来，以保护受伤的手指关节，一般2～3周就可痊愈。如果侧方搬动时手指非常松弛，则说明韧带全部断裂，应到医院进一步治疗。

（3）关节扭伤：最常见的是踝关节和膝关节扭伤。而踝关节扭伤又最常见。由于解剖的原因，踝关节扭伤最常见的是内翻扭伤，即足底向内扭转伤。踝关节内翻扭伤主要伤及踝关节外侧的三个韧带——距腓前韧带、距腓后韧带、跟腓韧带。轻者只是距腓前韧带掖伤，重者韧带部分断裂，甚至三个韧带全部断裂。扭伤后踝关节外侧很快肿胀，走路疼痛，不能内翻。检查时踝外侧有压痛、内翻痛。如果没有内翻松动或前后松动则说明韧带掖伤。可用棉球及绷带压迫包扎止血并外翻位固定。如有条件可压迫包扎后再用冰袋冷敷，以防出血肿胀。处理后抬高肢体休息2～3天，也可外用中草药。注意伤后48小时内不能热敷，因早期热敷可加重肿胀和出血。轻者扭伤1～2周后就可以练习活动。如果有内翻或前后松动，就说明外侧韧带断裂，除加压包扎外，还应给予石膏托外翻固定4周再开始活动。

膝关节扭伤也较常见。膝关节是由股骨、胫骨和髌骨组成的，周围肌肉少，靠内外侧韧带和十字韧带保持关节的稳定。在胫骨和股骨之间有两个半月形的软骨垫，称半月板。膝关节损伤时半月板可以单独损伤，也可与韧带同时损伤。最常见的是小腿外翻扭伤，受伤时膝关节局部突然疼痛，有时出现响声，随即不能运动。伤后应立即检查伸直位及半屈位侧方搬动是否松动及屈曲90°位有无前后错动。如有，说明韧带断裂，应压迫包扎后及时送医院治疗。如无松动及错动，则可用棉球、绷带压迫包扎、冷敷止血后抬高患肢休息。如怀疑半月板损伤，3周后应再复查。半月板撕裂往往有特殊症状，就如自行车的滚珠碎了一样，有时可听见响声，有时可有"卡住"不能伸屈的感觉。半月板撕裂后多数需手术治愈，否则破碎了的半月板可将股骨、胫骨的关节面磨坏，引起关节疼痛。

运动损伤发生关节脱位、骨折也不少见。关节脱位主要表现为受损伤关节肿胀、畸形，呈弹性固定，关节空虚，功能受限，活动时疼痛；骨折的主要表现有畸形、反常运动、骨擦音或骨擦感、疼痛、局部压痛、肿胀、功能障碍等。一旦发生关节脱位或骨折，不要随便强行复位，应就地取材给予固定后及时到医院治疗。

灾害的急救互救与自救

交通事故伤害的急救互救与自救

现代交通在人类的生活中越来越重要，但由此而引起的交通事故已成为对人类生命安全威胁最大的"世界第一公害"，全世界的交通事故伤害人数也有明显的逐年上升趋势。在我国，每年因交通事故死亡的人数已达6万，伤者近20万，创伤已居国内死亡原因的第五位（前四位依次为脑血管疾病、心血管疾病、恶性肿瘤、呼吸系统疾病），而创伤中的半数以上为交通事故。故有学者把交通事故伤称为"发达社会疾病"。

交通事故造成的伤害大体可分为减速伤、撞击伤、碾挫伤、压榨伤及跌打伤等，其中以减速伤、撞击伤为多。减速伤是由于车辆突然而强大的减速（如紧急刹车、两车相撞）所致的伤害，如颅脑损伤、颈椎损伤、主动脉破裂、心脏及心包损伤，以及"方向盘胸"等。撞击伤多由机动车直接撞击伤员所致（图53），由于车速快，一旦被撞击，患者伤势多很严重。碾挫伤及压榨伤多由车辆碾压挫伤，或被变形的车厢、车身、驾驶室挤压而致伤。事实上，交通事故伤常是几种伤害同时发生，故伤情重、变化快、致残率与死亡率高。

图53 车辆撞击伤

在现代快节奏的生活中，每一个人外出的机会增多，几乎每天都离不开现代交通工具，随时可能有交通事故发生。交通事故带来的不幸，常常使人惊慌、悲痛和不知所措，或因救治不得要领而延误了抢救时机，危及患者的生命。及时正确的现场急救，可能将严重的伤员从"死神"手中夺回来，为后续治疗赢得时间。一旦发生大的交通事故，常有多人受伤，严重时可多达数十或数百人。其中必有不少严重的，或处于濒死状态的伤员，需要迅速抢救，以挽救生命。

现场急救是降低交通事故伤死亡率的关键。

（1）事故发生后，要保持镇静，应提醒轻伤员进行自检、自救和互救，相互包扎伤口、止血、固定伤肢。对重伤员要优先进行抢救。对危重伤员及心搏、呼吸停止者，需立即进行胸外心脏按压及口对口人工呼吸，注意保持呼吸道通畅。患者心搏、呼吸恢复后，有条件的再做其他处理和送往医院。应将伤员放置在侧卧位或俯卧位，以防窒息。

（2）对出血多者要迅速止血，然后再加压包扎止血。这种加压止血的方法对一般出血都能有效，包扎压力大小以包扎后能达到伤口止血，而包扎远端的肢体血运不受影响（即皮肤色泽不变暗紫）为宜。如加压包扎不能止血时，四肢伤可在伤处上方 10 厘米位置放置止血带。扎止血带后每 1 小时左右要松开 5 ～ 10 分钟，防止肢体组织缺血坏死。放松止血带期间如果伤口继续出血，可临时给予加压止血。

（3）如发现伤员有开放性气胸，要及时将伤口严密封闭包扎。伴有呼吸困难的张力性气胸，有条件的可在第 2 肋间隙与锁骨中线交叉点行穿刺排气或放置引流管。对呼吸困难、缺氧并伴有胸廓损伤、胸壁浮动（呼吸反常运动）者，应立即用衣物、棉垫等充填，并适当加压包扎，以限制浮动。

（4）腹膜破裂有肠管脏器滑出者，不要将其送回腹腔内，可用纱布或干净的衣服布料卷成圈围好，扣上碗盆后包扎。

（5）颅脑损伤是交通伤的常见损伤之一，要注意检查伤者的神态、呼吸、脉搏及两侧瞳孔的大小。头皮血液循环丰富，破裂后出血量多，要及时给予包扎。

（6）当威胁伤员生命的因素获得初步控制后，应对肢体骨折进行临时固定，以防止伤肢血管神经的继发损伤、减轻因骨折断端刺激而引起的疼痛，减少休克发生的可能，同时也便于送医治疗。在事故现场可就地取材，用木棍、木板、树枝、竹片、布条等将骨折肢体固定牢固。对怀疑颈椎、脊柱或脊髓损伤的伤员，不要随便挪动检查，应临时给予局部制动。

交通事故发生时，由于紧急刹车，猛烈撞击和震动，可引起颅脑外伤，受伤者可突然失去知觉；有的则引起颈椎损伤、主动脉损伤、骨折等。如果车厢变形，乘客受挤压、困禁，常使抢救工作十分困难。但是，不论在何种复杂情况下抢救重伤员，都务必特别预防颈椎错位、脊髓损伤，对昏迷伤员的搬动和解救尤其应格外小心，以下几点可供抢救时参考。

（1）凡重伤员从车内搬动、移出前，首先应在原地放置颈托或行颈部固定，以防颈椎错位，损伤脊髓，从而发生高位截瘫。但是现场往往没有颈

图 54　简易颈托固定法

托，故可就地取材，采用硬纸板、硬橡皮、厚的帆布，仿照颈托的要求，剪成前后两片，用布条缠绕包扎固定（图 54）。

（2）对晕倒在座椅上的伤员，安放颈托后，不妨将其头颈部及躯干一并固定在靠背上，然后拆卸座椅，与伤员一起搬出。此法虽然较麻烦、费力，但可防止脊柱再损伤，减少致残率。对那些被抛离座位之外的危重、昏迷伤员，应在原地上颈托，包扎伤口，再由 3 ～ 4 人按脊柱损伤的原则搬运伤员。搬动时要轻柔，腰臀部要托住，搬动者用力要整齐一致，将伤员平放在木板或担架上（图 55、图 56）。

图 55　脊柱损伤正确搬运法

图 56　脊柱损伤错误搬运法

在进行现场急救的同时，应立即向当地急救中心呼救（电话120），或拦截过路车辆，尽快将重伤员送到附近医院进行抢救。

🌀 空难事故伤害的急救互救与自救

旅行，尤其是跨国旅行，飞机以其舒适、快捷而成为人们首选的交通工具。

但与轮船的航行、汽车的行驶相比，飞机的飞行具有其特殊性。如飞机操纵时，空中与地面协调指挥、勤务保障等都与飞行安全直接相关。飞机的种类、性能和环境因素也会影响飞行质量，无论哪个环节出了故障或人为过失，都可能造成严重后果。

造成空难事故的原因可归纳为三方面：人为因素、机械因素和环境因素。其中最主要的是人为因素，而机械因素是第二位的。随着航空事业的迅速发展，飞机的结构和性能有了很大的改善，装备和技术不断趋于自动化。空难事故的医学原因有：飞行员一时性疲劳、低血糖、前庭功能不良、空间定向障碍、心理问题、缺氧、减压等。这些因素之间存在着内在的相互联系，可以单独或综合的方式导致空难事故。

常见的空难事故伤害，如果发生在空中，往往是机毁人亡，幸存者极少，发生于机场区域或迫降地，除造成飞机不同程度的损坏外，人员伤害主要有骨盆、腹部和胸部压碎性损伤，头部及颈部损伤、烧伤、骨折，以及由于吸入座舱中燃烧的塑料所产生的有害气体而引起的窒息。即使是幸存者，也有1/3的人将遗留长期残疾，包括恐惧经历所致的心理创伤，这种心理障碍可能在事故发生后数月甚至数年发生。

一旦发生紧急情况，人员迫降、跳伞的着陆点是事先难以预料的，尤其在夜间，或降落在海上、沙漠上，或降落在山区丛林之中，更增加了寻找与救援的难度。

（1）空难的多发时刻：每当我们坐在舒适柔软的机舱座位上，或者每当飞机平稳地起飞和着陆时，人们对那条固定身体的安全带，似乎有一种多此一举的感觉，甚至有些人在飞机一起飞或刚刚着陆的瞬间，以为已经安全起飞或着陆了，就迫不及待地解下安全带，这是错误的，而且是危险的。因为飞机起飞后的6分钟和着陆前的7分钟内，最容易发生各种意外事故。国际上把这前后相加起来的时间称为"可怕的13分钟"。此外，飞机在刚刚着陆的瞬间也容易发生意外。我国航空医学专家在统计了我国 30 年的空难事故后，发现有 65% 的事故发生这 13 分钟内。因此，乘坐飞机时，应按照要求，在起飞前就系好安全带，待飞机着陆稳稳地停下来时，才能解开安全带。

（2）空中常见的紧急情况：空中常见的紧急情况有密封增压舱突然失落、失火或机械故障等。一般机长和乘务长会简明地向乘客宣布紧急迫降的决定，并指导乘客如何采取应急处理措施，如要求取下随身携带的锋利、坚硬物品，放在座椅背后的口袋内，以及紧急出口的决定。水上迫降时，空乘人员会边讲解、边演示救生衣的用法。但在紧急脱离前，乘客仍应系好安全带。如果飞机飞行在 3660～4000 米高空，密封增压舱突然失密释压，乘客头顶上的氧气面罩会自动下垂，此时应立即吸氧。要绝对禁止吸烟。如果机舱内失火，由于舱内的泡沫塑料，座椅的人造革、橡胶及油类物质燃烧，会产生一氧化碳、二氧化碳、氮氧化物及氢氰酸等，最易造成急性中毒或呼吸道的吸入性损伤和烧伤等。

当发生空难事故时，一定不要慌乱，要听从机组人员的指挥，不可各行其是。因机组人员掌握专业知识，对危害情况能做出正确处理，使损伤减小到最低程度。油类、电器类及各种燃烧物起火时，可用二氧化碳灭火瓶和药粉灭火瓶（驾驶舱禁用）；非电器和非油类失火时，则用水灭火瓶。在失火区内，乘客要听从指挥，根据身体强弱情况调整座位，并尽量蹲下，使身体处在低水平位，屏住呼吸或用湿毛巾堵住口鼻，有秩序地迅速撤离失火区，切忌大喊大叫，以免吸入更多的有害气体。对心脏病乘客要给予特殊照顾，使用机上活动氧气瓶供给患者氧气。机上乘客要服从空难现场指挥部的指挥。医务人员当接到空难通知后，要做到快速应急反应，1999 年上海"4·15"空难事故从值班调度接到电话到第一辆救护车到达现场只用了 5 分钟，为现场救援赢得了宝贵的抢救时间。

机场救护原则是先抢后救，救护人员应尽快把乘客救出危险区，然后由医务人员从速给予医疗急救。机场救护要对所有伤员做到早发现、早治疗，注意防治创伤性休克和感染，主要措施有止血、止痛、吸氧、输血，保持水和电解质平衡，尽早彻底清创，抗感染，并采取抗破伤风措施。医疗急救原则是先救命后治伤，先重伤后轻伤。目前，一般将伤情分为三类：Ⅰ类伤为急需抢救的危重伤员，并挂红色标记；Ⅱ类伤为中等伤势，允许稍缓抢救，挂黄色标记；Ⅲ类伤为轻伤，挂绿色标记。还有一类是死亡人员，属第四类，挂黑色标记。医务人员对Ⅰ类伤员要抓紧时间，就地抢救，待有好转立即送往医院做进一步救治，这对减少空难死亡十分重要。在没有医务人员在场时，要积极组织自救互救，重点是对重伤员进行止血、包扎、固定、脱离现场。对呼吸、心搏停止者进行人工呼吸和胸外心脏按压，争取时间，为后续抢救治疗创造条件。

海难事故的急救互救与自救

随着社会与经济的日益发展，船舶已成为重要的客运与货运交通工具。全世界每年有数百万人在海上旅行或从事海上作业。尽管船舶在设计和建造、导航设备、维修等方面有很大改善，各国政府也不断加强了海洋警戒和监督，但船舶失事（如倾覆、相撞、爆炸、起火、搁浅等事件）仍屡有发生。据估计，全世界每年因海难死亡约10万人，其中大约5万人在海难时葬身海底，另外5万人死在救生器材上。英国"泰坦尼克"号的沉没人尽皆知，苏联客轮在黑海的倾覆记忆犹在。虽然乘船是相对安全的运输方式之一，但全世界仍有数以万计的人因此丧生，并造成船舶的破坏与财产损失。因此，了解和掌握海难事故的原因及海难的医学问题对减少海难事故的伤害是很有必要的。

可能导致海难的主要原因有：①不适于航海的船只。②环境状况，如可引起船只倾覆或失事的暴风雨、可导致着火或爆炸的雷电。③碰撞，可因人为失误、能见度差或机器故障而引起。④火灾，可因货物的自燃或因大型石油化学装载船的其他原因，可以是蓄意破坏引起。⑤爆炸，石化装载船油舱通气不良，或因恐怖活动所致。⑥化学渗漏。⑦战争因素。

海难伤害及预防主要有以下两个方面：

（1）淹溺：遇难人淹没在水中，呼吸道被水、污泥、杂草等堵塞，或溺水后，喉头、支气管发生反射性痉挛，引起窒息或反射性心搏停止，称为淹溺。其中85%是因为大量的水进入肺泡，阻碍气体交换而窒息，另有15%是急性反射性死亡。防止淹溺，一是要有飘浮装备，如救生艇、救生背心，使头部露出水面并保持稳定；二是要学会游泳和防淹溺的保护措施，这样才能在水中防止淹溺，一旦发生意外，既能做到妥善处理，同时又可以消除紧张心理，另外对节省体力也有一定作用。

（2）冷水浸泡：冷水浸泡致死亡的原因是体温急骤下降，导致心室颤动，另外由于精神错乱、意识丧失、肌肉痉挛引起剧烈疼痛甚至休克，又可发生继发性淹溺。冷水浸泡导致死亡的主要影响因素为：①水温：一般认为，水温越低，生存时间越短，如20℃中落水者可存活80小时以上，而水温在2℃以下时，一般人只能耐受几分钟。②皮下脂肪：皮下脂肪厚及肌肉发达者，冷水中耐受性强。③水中活动强度：在冷水中剧烈活动，可加快低温症的发生。因此预防低温症的主要方法是合理使用救生器材，减少水中活动，保持身体和精神的安静，以防体热过度散失。而落水者的心理状态不稳、情绪失调是加速死亡的诱因。

海难伤害除常见的淹溺与冷水浸泡外，还有创伤，由于烟雾吸入、化学吸入、冲击波等引起的肺部损伤，热烧伤、化学伤、脱水，饥饿和心理压力的长期效应。

海难事故伤的自救互救要领：

（1）呼救：如在船上有落水危险的地段工作，应穿上保暖而行动方便的衣服和救生衣。若不慎落水，要大声呼救，在被人或飞机发现的情况下，一直让水花溅起来，让头部浮出水面以增加被发现的机会。在救援没有到达之前，尽可能仰漂于水面上，保存体力和体温，减少不必要的游动，保持冷静，等待营救。

（2）漂游：落水后漂游时，要避开油料漂浮物覆盖的水面。若已处于油料漂浮物覆盖的水面中，应一直仰泳，以防眼、鼻、嘴接触油污。如果油料漂浮物已经燃烧，应潜泳。若船上有爆炸的可能，应尽快游离，尽量爬上漂浮物以离开水面，因为爆炸易损伤落水者的胃肠、鼓膜和鼻窦。若无漂浮物可让身体后仰，胸腹部离开水面越远越好，并让耳、鼻孔露出水面。但长时间水上漂浮可引起各种损伤，应尽可能地利用周围的条件最低限度地解决饥饿和口渴。同时应尽量保留腿上的裤子和鞋子，并穿上黄色救生衣，以防海中鲨鱼袭击。

海难事故幸存者获救后要及时急救与治疗，尽可能地运用人力、物力给伤员以最大的帮助，这样能减轻伤情的恶化，降低死亡的危险。

（1）淹溺：对淹溺者要立即清除口腔鼻腔内的水和泥沙等污物，使呼吸道通畅，然后将舌头拉出，以防堵塞呼吸道。急救者一腿跪下，另一腿向前屈膝，将溺水者腹部放在急救者屈曲的膝上，使头呈低位并按压患者背部，使水排出。此后随即进行人工呼吸，最好利用斜坡地形，让其头朝下，以利于肺内液体排出。如溺水者呼吸已停止，应采用口对口或口对鼻人工呼吸，有条件时可加压给氧。心搏停止者应进行胸外心脏按压，每分钟100～120

次，心肺复苏每按压 30 次，行人工呼吸 2 次。

（2）体温过低：体热丧失是落水者生存的最大威胁，其体热丧失速度取决于水温。在冷暴露的早期，机体通过体表血管收缩和颤抖，阻止过多的体热丧失。如冷暴露严重，则机体中心体温开始下降，形成体温过低。此时应立即更换浸湿的衣服，盖上被子，喝些热饮料，并在暖和的环境里休息护理，多能很快恢复正常。

（3）疲劳和饥饿：没有食物和充足的水源，加上不利的环境因素，使幸存者变得极度疲劳和衰弱。最初要慢慢给予饮料，恢复体液，然后才可进行外科治疗和给予食物。给食物先流质，逐步过渡到半流质，最后吃软食。如果过早吃得过多，会引起致命的呕吐与腹泻，不利于体质的恢复。

🌀 火灾伤害的急救互救与自救

火灾在我国是一种常见的灾害事故，对人民生命财产安全造成威胁。我国每年因火灾造成的经济损失多达几百亿元，而火灾造成的环境破坏更是无法用金钱来计算。火灾发生的原因很多，除了人为的因素以外，几乎任何一种灾害最后都有可能发生火灾：地震之后往往有大火相伴；雷击常常引起大火，特别是引起森林火灾和油罐区危险品仓库火灾；地面沉降会折裂天然气管道，也会引起火灾及天然气爆炸；人常说"水火不相容"，但洪水泛滥，海水入侵造成的电器短路，也会造成大火……于是，火灾也就成了高发、频发的常灾。所以，人们了解一些火灾发生的原因原理，掌握一些应对火灾的应急措施和救护知识是十分必要的。

引起火灾的条件和原因：火灾发生必须具备可燃材料、温度和氧气三个条件，也就是发生火灾的可燃物和助燃物共同存在，构成燃烧系统，同时要有导致着火的火源。火源就是能使可燃物燃烧的足够温度和明火。"隐患险于明火"的道理正基于此。其实，火灾于我们并不遥远，"火神"投下的阴影常跟在我们身边。但是，对这种潜在的危险，仍然有人视而不见，漠然处之。防火制度不落实，灭火器材不健全，缺乏防火意识，违章违规作业，只顾眼前利益、忽视消防安全——正是这些"人祸"，引发了一场场火灾，酿成了一个个灾难。例如吸烟，就是引发火灾的主要原因，这是火灾危险增加的因素。现在，在生产或生活中使用液体燃烧和可燃气体越来越普遍了。高层建筑不断增加，往往一户起火，整幢大楼遭殃。由此可以看到减少火灾造成的伤害和预防火灾的发生，是一件关系到国计民生的大事。

发生火灾的急救措施如下：

（1）要关闭电源，迅速报警（电话：119）。身处大火之中要保持镇静，切忌慌张，乃至不顾一切地越窗、跳楼，这是十分危险的。

（2）要冷静地观察起火点、风势、火势，用湿毛巾捂住口鼻，沿着墙壁，低身弯腰，迅速逆着火雾蔓延的方向，夺捷径外逃。若人在室内，欲开门外逃前，先要摸一下门把手，若已被大火烧烫，说明通道已着火，千万不能开门，否则火势将会扑面而来，无法出走。这时要另觅其他出口，如果没有其他门户可走，则靠近窗口逆风处，倚窗呼救。

（3）如果居住的是高层建筑或宾馆，在入住前应该熟悉安全通道和防火安全梯的位置。在火灾已发生时，千万不能使用电梯，因为电梯本身是一个过火通道，是危险点；另外，进入电梯，电源被切断，厢门不能打开，人就不能逃生。

（4）若被烟雾困在房间里，则用湿毛巾如床单堵塞门隙，以防火苗烟雾侵入，并把浴缸放满水，以便救急，千万不要轻易跳楼。

火灾对人类的伤害：火灾对人类的伤害主要是烧伤，严重者造成人类死亡。其原因有：

（1）以烟雾中毒窒息死亡居首位。这是因为大火的烟雾中含有大量一氧化碳，被人吸入后进入血液，立即被血红蛋白结合（其结合力是氧气与血红蛋白结合力的200多倍），形成碳氧血红蛋白，导致血红蛋白不能携带氧气，使人处于缺氧状态，同时一氧化碳能使人体各器官发生中毒。当人体血液中血红蛋白的10%是碳氧血红蛋白时，就会发生中毒，达到50%时就会使人体中毒窒息死亡。因此，人在浓烟中，如不及时防烟堵烟，只需2～3分钟便可发生死亡。

（2）因火烧致死。有的是直接被大火吞没烧死，也有的是先被浓烟熏倒，而后被烧死。

（3）因跳楼致死。一旦发生火灾，惊慌失措，逃生无计而跳楼致死，这多发生在城市高楼建筑失火的事故中，这种情况常常是没有掌握自救的基本知识，被火逼得走投无路，"逃为上计"。结果虽然跳离了火海，却摔坏了肢体和内脏，甚至葬送了生命。

现场急救措施：火灾发生时要沉着冷静，要根据火势灾情选择最佳的自救方案，做到遇险有智，临阵有方。当刚刚起火，火势很小时，应以最快的速度用灭火工具（如灭火器等）将火扑灭或减轻火势。当火势较大时，要根据情况切断可燃物来源，及时向消防队报告火灾（119），并停止通风机的运行，按照平时熟悉的安全通道迅速脱离现场，烟雾较大时应用湿毛巾或上衣角捂住口鼻，减少一氧化碳的吸入。

当火势凶猛，发现人员烧伤后，首先要使伤员迅速脱离现场，去除烧伤源。如衣服被烧着，应尽快脱去着火的衣服，来不及脱时，应就地慢慢滚动，或用衣服、毯子等覆盖着火处隔离氧源，或用水浇灭，或跳入附近水池中。严禁奔跑呼叫或用双手扑打火焰，以免引起头部、呼吸道和双手烧伤。其次检查伤者除烧伤外，有无其他伤害，如有窒息、骨折或大出血时，应首先做紧急处理。最后，清除残余衣服鞋袜时，应用剪刀剪破衣服，绝不能用拉扯剥脱等错误方法。然后用干净的被单将伤员包裹好，尽量减少碰撞，更不要挑破水疱，及时送往医院救治。

火灾过后，要开展救济、慰问活动，解决灾区人民的衣服、住处、食品及饮水等基本需求，安定情绪，激发信心。对烧伤者除要做好身体治疗外，还要做好心理治疗，携手做好"大灾无大疫，小灾无小疫"，并积极采取防疫措施：①灾后对饮水和生活设施进行消毒。②对运往灾区的各种食品进行卫生监督和检查。③采用焚烧和深埋的方法及时清理死畜、死禽尸体。④大面积灾区要把儿童计划免疫工作纳入灾民所在地卫生防疫总体规划，做到适时、足量和全程。

🍊 地震伤害的急救互救与自救

地震对人的伤害包括直接灾难对人的伤害和继发灾难对人的灾害，是对人类威胁最大的自然灾害。20世纪全球死于地震的人数占各种自然灾难死亡总人数的58%，而受伤人数可达死亡人数的3倍以上，经济损失达2000多亿美元。

我国处于濒太平洋地震带与古特拉斯地震带交汇部位，活动性构造明显。1976年的唐山大地震，破坏范围超过8000平方千米，使一个有百年历史和百万人口的城市毁于一旦，死亡24.2万人，重伤78万人，直接经济损失约100亿元人民币。1988年，我国发生5级以上地震37次，超过年平均频次近1倍，尤其是青海的唐古拉、云南澜沧–耿马地震都在7级以上。1989年，山西大同以东又发生6.1级地震。2008年，四川汶川发生8.0级地震。2011年，日本发生9.0级地震。

1. 地震时建筑物破坏对人的伤害

一般来说，地震初期人员的死亡，98%以上是房屋破坏倒塌直接造成的。不同形式的倒塌体，对人的伤害效应不同。瓦砾堆倒塌体，房屋承重结构完全破坏，墙体酥裂，屋盖和楼板破碎，散落成堆。处在这种破坏体中的人员往往受到塌落构件的猛烈砸击、压埋。叠层式倒塌体，这类倒塌形式的伤亡率极高，1985年墨西哥大地震时，近千名患者和医务人员葬身其中。边沿瓦砾堆，主要由毁坏了的建筑构件和破碎的家具构成，对由屋内外逃人员或行人以砸击式的伤害，有时也将遇难者压埋，但一般较浅，易施救。

农村，特别是北方农村分布很广的老旧居住建筑，多为土坯墙或夯土墙房屋，由于屋顶矮、构件轻，砸压伤害可不十分严重。但厚灰（泥）顶、土墙散落，压埋密实，窒息死亡比例较高。许多山区农村的老旧居屋，多以当地毛石为墙体材料，屋顶为瓦顶或草泥顶，如墙体为泥浆砌筑，屋内缺少梁柱支撑，地震时就会塌落成乱石堆。这种倒塌形式最重要的伤害是石墙倒塌对人体的砸击。黄土高原地区，窑洞是典型的旧有民居。发生大面积滑坡时，崖窑将完全破坏，或被黄土滑坡埋掉，最主要的危险是窒息死亡，且极难进行抢救。

2. 地震次生灾害对人的伤害

地震次生灾害对人的伤害是多种多样的，诸如由于地震继发火灾引起烧伤；继发毒物泄逸引起中毒；继发放射性物质泄漏引起辐射伤害或灼伤；继发水灾引起淹溺等。地震对工矿区的破坏，伤员可同时遭受砸击伤、挤压伤、烧伤、化学中毒；矿井遭受水淹时，遇难者可受到砸击和淹溺等。

地震破坏间接造成的伤害，还有因地震引起恐慌而盲目跳楼或外逃时造成的摔伤，或被坠落物砸伤。大地震突然剧烈震撼和房倒屋塌的恐怖景象，还常使某些心理和生理承受能力脆弱的人群发生意外疾患或者死亡。根据记载，有因此突患精神病和严重心理障碍的，也有猝死的。

3. 地震伤情特点

（1）骨折伤多。据统计，地震引起的骨折占50%～60%，其中以四肢骨折较多，占35%～40%。下肢多于上肢，可能与下肢较长、受伤较多有关。四肢骨折中以闭合性伤为主，横断和粉碎性骨折较多，螺旋及斜形骨折较少，这可能与地震的致伤作用物有关。

（2）骨盆及胸部伤较多。骨盆骨折类型与卧位姿势有关，受伤姿势以侧位受砸者最多。胸部伤占 10% ～ 15%，包括胸部软组织伤、肋骨骨折、胸骨骨折，并可合并血胸、气胸、湿肺、肺不张等严重并发症。特点为伤情重，并发症多，多发性肋骨骨折多，复合伤多。

（3）脊柱骨折及截瘫多。脊柱骨折以胸腰段居多，占 4/5，绝大多数为粉碎性骨折及脱位，其中有 1/3 发生截瘫，可能与运送过程中搬送不当有关。

（4）四肢神经伤多。这与大面积的挤压有关，以腓总神经最多见，其次是臂丛神经及胫神经、桡神经，大多数能恢复。

（5）软组织挤压伤及挤压综合征多。这与受压时间较长有关，筋膜间隙综合征及挤压综合征发生率明显增高。

4. 现场急救

（1）震后最迫切的任务是对大量被埋压人员实施紧急挖掘，就地急救，争取尽快脱险。然而由于道路和交通被瓦砾、塌落的广告牌、装饰物、电线杆等所阻塞，救援人员、车辆、设备难以开进；通讯中断；供水、供电中断；同时还可能有继发性灾害和频繁的余震，这些既增加抢救工作的难度，又使遇难者和救援人员面临伤害的危险。同时由于医务卫生设施的破坏和医务人员的减员，也给抢救工作增加了难度。

因此，在抢救工作初期，必须迅速建立起现场指挥组织。掌握灾情和人员的伤亡分布情况，统一协调各方面力量，实施强有力的组织领导。要紧紧依靠当地驻军、武警部队、公安干警，实施抢救伤员为重点的医疗救护和保障工作。要优先抢挖、抢救被埋压医务人员，在重灾现场建立临时包扎点、急救站；对有条件恢复的医疗机构采取应急恢复措施，挖掘和清理药品器材。在外援医疗队伍到达后，合理调度医疗卫生力量，全面展开现场抢救、救护与救治工作。在车站、码头、机场、广场和适宜地点，建立医疗站或野战医院，收治一线运来的伤员，并及时组织送医。

（2）广泛开展群众性自救与互救工作

震后的自救与互救是灾区群众性的自发、自觉的救助行动。它的成效在于能赢得伤员的有利时机。驻灾区部队是自救互助的中坚力量，因为部队在震后能迅速恢复战斗力，就近抢救群众，组织群众进行自救互救。脱险后的各级组织负责人、积极分子和民兵、医务人员，是自救互救的组织者和骨干力量。救灾实践表明，有组织的自救能使群众的自发行动成为自觉持久进行的救助工作。在大体查明人员被埋情况后，应立即组织骨干力量，建立抢救

图57 上肢骨折临时固定

小组，就近分片展开，先挖后救，挖救结合，按抢挖、急救、运送进行合理分工，提高抢救工作效率。

受过"五大技术"（通气、止血、包扎、固定、搬运）训练的民兵和预备役人员应及时跟随自救互助组织对被救出的伤员进行急救。如对窒息者进行人工呼吸；对出血性创伤进行止血；对四肢骨折伤员可就地取材，如木棍、板条、树皮、手杖或硬纸板等均可作为临时固定器材，其长短以固定住骨折上下两个关节为准（图57、图58）。

图58 下肢骨折临时固定

群众性自救与互救还应注意方法，避免盲目图快而增加不应有的伤亡。可通过被埋人员亲属、邻里的帮助，迅速判断、查明被埋者的位置后进行抢救。根据被埋人员呼喊、呻吟、敲击器物的声响及露在瓦砾堆外的肢体、留下的血迹初步判定被埋压的位置；依房屋结构类型、位置及其倒塌破坏的形式、地震发生时刻（昼、夜），判断门窗、床（炕）、坚实家具等的位置，进而判断室内人员被埋的地点，并可通过问讯和侦听及反馈信号来确定被埋者的位置。救人时首先确定伤员的头部，以准确、轻巧、快捷的动作使头部暴露，清除口鼻内灰土和异物，暴露胸腹部。如有窒息，应及时施行人工呼吸，为尽快地抢救更多的被埋压人员，当已确定所有伤员的位置后，依次使其头、胸腹部暴露，利于其自行脱险。凡伤员不能自行挣脱出来的，不应强拉硬拽，露出全身查明伤情，进行急救、包扎固定后，迅速采取适宜方式搬运至医疗站。

5. 地震前后的自我保护

（1）一旦出现轻微震动，这可能是大地震的预兆，要密切关注自然环境中种种生物的反常行为，要时刻随身携带收音机并留心收听电台、电视台的地震预报。

（2）地震开始时，如果正在房间内，这时切勿立即跑到街上去。因为每次震动只有几秒钟时间，第一次震动过后，随时有可能再次震动。如果往外跑，也许刚跑出，也许还没跑出，第二次震动就开始了，于是就有被崩塌房屋压埋的可能。如果非跑出去不可，就要以极快的行动，在头上举起一木板或锅以防突然掉下砖块等物砸到头上。切勿走近不抗震的楼房，以防楼房受震后倒塌而被砸伤或压死。

（3）切断电源，熄灭烟火。在房内要远离窗户，因为窗玻璃震碎容易伤人。应躲在坚固的床或桌子下面、立柜旁、门口门框旁，最好是在有自来水管的墙角。靠自来水管有两方面的积极意义，一是水管中可能会有水或震出来一些水，水对维持生命是第一重要的物质；二是一旦房屋塌下，自己埋在里头，只要一息尚存，就可通过敲打水管发出求救信号，外界救援人员只要获悉到哪怕是微弱的敲击声，都会判断出何处有人生存待救。

（4）被压塌在房屋内怎样发出求救信号？这一点非常重要。被压埋的人，要静候少动，对自己能摸索到的周围环境做一个了解：有无水源、有无水管、有有无侥幸滚来的食物等。当传来锤子、钢钎的敲击声，说明有救援人员，要及时敲击水管，开大收音机的音量，为救援人员提供信息。同时受伤人员自身也要有获救的坚定信念和稳定的心理状态。

（5）地震时如果在室外，不要靠近楼房、电线杆、树，不要躲进地窖、地下通道口，这些都是危险之地。要跑到空地上去，并躺在地上。如果在街道上、小巷内，一时跑不到空旷地，不如躲到一个大门框旁。如在汽车上，应停车，伏下身来，尽可能使身体低于座椅。

塌方伤害的急救互救与自救

塌方多见于矿山采矿生产过程中，是矿山死亡人数最多的一类事故，占事故死亡总数的 40% 左右。例如，1960 年 1 月南非北部矿山的大面积崩塌，堵死出口，活活砸死、闷死 437 名正在井下作业的矿工。这种事故在各种地下矿井中都可能发生，对井下作业的矿工是一种经常性威胁。

塌方事故对人体的主要伤害为创伤和窒息两类。

1. 创伤：又分为挫伤、肢体骨折和多发伤。挫伤主要是矿井局部冒顶或滑下的石头或煤块砸撞人体所致，常见皮肤擦伤、皮下渗血，还可能伴有广泛皮下和深部组织损伤，如肌肉、血管、神经伤，甚至内脏器官损伤。肢体骨折常因塌方砸压而发生。如果断裂部位发生在关节，则形成关节切断伤。多发伤系多种因素同时作用引起，可能出现肢体多处骨折，广泛软组织损伤，常伴脏器损伤，颅脑伤和脊柱伤等均较常见。另外，挤压伤和挤压综合征亦较常见。当人体，特别是肌肉发达的肢体被重压 1～6 小时或 6 小时以上时，受挤压的肌肉因缺血坏死，坏死组织释放大量有害物质进入体内，可发生休克和肾衰竭，称为挤压综合征。

2. 窒息：多为矿井顶板垮落，人体受埋压，口鼻通道可能阻塞、呼吸困难而发生。遇难者毛细血管扩张、皮肤淤血、发绀，进而毛细血管通透性增高，出现肿胀，严重时浆液渗出，甚至点状出血。最容易受缺氧影响的是神经组织，即使是轻度缺氧也能发生功能障碍，如果塌方后突然失去氧气供给，将很快出现神志丧失。

当发生塌方事故时，应仔细查看塌方现场，如果出事地点仍有再塌方危险时，先要采取保护措施，然后再把被埋压的人救出来。绝对不能用镐刨或铁锤砸打等方法救人。救出的人有外伤时，应使其脱离险境后先止血、后清洗、再包扎伤口。救出的人有骨折或伤势较重时，应待伤情稳定后，及时送往医院。在转送前对骨折患者做临时夹板固定。如果救出的人已失去知觉或停止呼吸，立即使其平卧，解开衣带，清除口鼻内的矿屑，拉出舌头，进行人工呼吸。

被压埋人员的自救：塌方发生后，政府会及时设法救援，被压埋人员要有强烈的生存欲望，要有获救的坚定信念，不要徒劳地挣扎而消耗精力。要静候少动，对自己能摸索到的周围环境做一个了解，如有无水源、有无水管、有无食物等，待传来锤子、钢钎的敲击声，说明救援临近，可敲击水管等发出求救信号，直至脱离险境。

爆炸伤害的急救互救与自救

人们习惯上把破坏、爆炸声和冲击波等作为爆炸的特征来考虑，但这些不过是爆炸的结果所伴随的现象而已，其实急剧的压力上升现象才是爆炸的本质，它包括由发热化学反应引起的混合气体的爆炸，气体的分解爆炸，粉尘、喷雾的爆炸，爆炸性物质和混合危险性物质的爆炸等；而金属丝通过大电流时的爆炸、水和高热物质接触产生的水蒸气爆炸、锅炉和液化气容器等的蒸汽爆炸属于吸热的相变产生的爆炸。此外，还有炸弹、炮弹、气浪弹、鱼雷、核武器等爆炸。在爆炸的瞬间，释放出巨大的能量，使爆心处的压力和温度急剧上升，并借周围气体、液体、固体等迅速向四周传播，产生爆炸声和高速的冲击波。冲击波作用于人体所造成的各种损伤，称冲击伤或爆震伤。

除战争和人为破坏外，爆炸事故常是出乎意料地突然发生，可在一瞬间夺去许多人的生命，把工厂变成一片废墟，造成最为严重的损失。例如，1993 年 5 月 8 日平顶山煤矿发生特大瓦斯爆炸事故，造成 30 多人当场死亡，矿井被迫停产。

爆炸伤的特点：爆炸时产生高速冲击波，通过超压、动压和负压的作用而使人体致伤。超压和负压的直接作用一般不造成体表的直接损伤，主要伤及心脏、肺、胃、肠道、膀胱、听觉系统等含有气体或液体的脏器，使之破裂、出血。动压可使人体被抛掷（离开地面）或发生位移而受伤。其共同特点是多处受伤、外轻内重、发展迅速，严重者立即死亡。主要为颅脑冲击伤、听觉器官冲击伤、肺冲击伤、腹部冲击伤，此外，还有冲击波的继发性损伤，如爆震环境中某些物体（碎玻片、砖石等），受冲击作用在高速飞散时击中人体、建筑物，使其遭到爆炸破坏或倒塌，可使人体发生砸伤和挤压伤。再如，炽热的气体冲击呼吸道可造成烧伤等。

爆炸伤的现场救护：爆炸引起建筑物、设备的破坏，产生强烈的冲击波，使建筑物、设备的破片向四处飞散，并喷出高温爆炸气体，火光和黑烟可怕地腾空而起，这会造成许多人员的负伤、烧伤、窒息和精神刺激。同时，爆炸后还会带来火灾和二次爆炸等。因此，爆炸事故后必须马上救出受伤人员，做到寻找快、急救快、后送快。伤员的急救按伤情先重后轻的原则进行，对窒息者要紧急气管切开，吸除气管内的痰液、血块。四肢出血者可采取包扎止血法或止血带法，以口罩、纱布、棉布或布类做成垫子放在创口上，然后加压包扎。当上、下肢有大出血时，可就地采用胶布、橡皮管、腰带、毛巾等，在伤口的近心端，绕肢体两周打结固定。对骨折伤员，千万要注意不能乱拖乱动，以免骨折部位断端扭离而增加复位难度，或刺破胸膜腔等造成内脏损伤而加重病情。在骨折未固定之前搬运伤员，也能造成伤员皮肤、肌腱甚至神经血管的损伤，给治疗和今后恢复功能带来困难。正确的急救方法应采用夹板或木板固定，遇开放性骨折时，严禁将已暴露在外的骨折断端送回组织内，固定的方法主要用夹板将骨折部位固定，如股骨骨折，可用两块夹板将患肢与健肢一并用绷带捆住。如遇脊柱骨折，固定护送更须小心，以免加剧脊椎损伤或伤及神经而使伤员遭受更大的痛苦，甚至造成瘫痪、死亡。固定时须有三人协作，使伤员平起平落，在保持脊椎稳定状态下，将伤员移至硬板上仰卧，身体两侧用叠好的衣服、被单、枕头等垫好，以防伤员晃动，然后用绷带固定。如遇颈椎骨折，除上述处理外，须特别注意用沙袋或其他物件固定头部。如发生断肢，要尽量保证离断部位减少污染。以上损伤在做初步处理后，都需尽快送往医院，做进一步的检查和处理。

针对爆炸事故的发生因素，要采取相应的预防措施：

（1）对爆炸性物质加强管理，通常把爆炸性物质浓度控制在爆炸下限以下，或利用惰性气体代替空气，降低爆炸性混合物中的氧浓度，使爆炸性物质处于爆炸极限范围之外。

（2）控制点火源。一般要避免冲击摩擦、明火、高温、绝热压缩、自然发热、电气火花、静电火花、热辐射、光辐射、雷击等，在爆炸性物质生产、使用、运输、贮存、处理过程中，应避免上述点火源。

（3）安装安全装置，杜绝爆炸事故。通常应在贮存容器、反应器皿、釜、破碎粉碎系统、锅炉、过滤分离器、装尘除尘装置、压力容器等系统装置上安装安全阀和爆破膜，达到设定温度和设定压力后立即动作，向外部泄放压力，从而避免设备和容器受到破坏。对于粉尘爆炸，一般可采用抑制装置，当器内压力上升到小于爆炸最大压力时，装置动作，自动喷撒干粉灭火剂抑制爆炸的产生。

（4）还可通过防止可燃物在爆炸危险场所堆积、设置防爆墙、加大安全距离、采用不燃性建筑材料和加强通风降温等措施来避免爆炸事故的发生。

常见中毒的急救互救与自救

酒精中毒的急救互救与自救

1. 基本概念：乙醇（酒精）是酒类饮料的主要成分和常用的化工原料，也用作溶媒或医用消毒。急性酒精中毒（醉酒）一般可自愈，极少数严重者可因呼吸循环衰竭死亡。

2. 常见病因

（1）绝大多数急性乙醇中毒为酗酒过度所致，特别是以过量饮用高度白酒多见。

（2）长期停留在酒精蒸发的环境中。

（3）乙醇应用不恰当，如过度采用乙醇擦浴、过量饮用药酒等。

3. 主要症状

（1）早期兴奋，表现为欣快感，语言增多，易感情用事，自制力差，粗鲁无理。

（2）再发展出现意识障碍，甚至意识混乱。表现为走路蹒跚，动作拙笨，言语不清，语无伦次，昏睡不醒。

（3）严重中毒者发生昏迷，伴抽搐和二便失禁，最后发生呼吸抑制死亡。

（4）短时间内大量摄入乙醇的患者，有可能直接进入抑制期。

（5）呼出的气体有强烈的酒味。

4. 急救互救方法

（1）在摄入乙醇不久，神志尚清醒时，可用压舌板、木尺、筷子等物品刺激舌根催吐。

（2）昏睡者应保持其呼吸道通畅，以侧卧位为主。经常帮助患者更换体位，以免将食物吸入肺内，引起吸入性肺炎或窒息。

（3）轻度醉酒后，可适当饮用浓茶或咖啡类饮料，多可于不久后自醒，饮酒量过大者应早送医院。

（4）有条件时，应静脉注射50%葡萄糖溶液100～200毫升。昏迷不醒者可反复应用纳洛酮0.4～0.8毫克/次，静脉注射，5～10分钟1次，直至苏醒。

5. 预防措施：禁酒或适量饮酒。

催眠药中毒的急救互救与自救

1. 基本概念：通常将镇静催眠剂分为三大类，即苯二氮䓬类、巴比妥类和其他类。常用的有地西泮（安定）、苯巴比妥、氯丙嗪等药物。

2. 常见病因

（1）误服、投药。

（2）自杀或用药量过大。

3. 主要症状

（1）轻者头晕、思维紊乱、困倦、嗜睡、意识错乱，也可有躁动不安、欣快感、共济失调。

（2）重者昏迷，瞳孔早期缩小而晚期散大，肌张力先增高后下降，生理反射消失。

（3）轻者呼吸变慢但规则，重者呼吸浅弱、慢而不规律。晚期呈潮式呼吸，甚至呼吸停止。

（4）心率增快、脉搏细弱、四肢湿冷发绀、尿量减少及血压下降，呈现循环衰竭的表现。

（5）过低体温引起室颤，肝肾功能受损，白细胞及粒细胞减少，出现特征性皮肤损害。

4. 急救互救方法

（1）对清醒者可立即催吐。口服安眠药后 8 ～ 10 小时之内，催吐、洗胃仍有希望，令患者呕出部分药物，不应放弃这一简单有效的措施。如在服药 4 小时之内催吐、洗胃，效果更佳。可以 1∶5000 高锰酸钾溶液或温水洗胃。深昏迷患者在洗胃前应行插管，保护气道。

（2）保证呼吸道通畅，充分供氧，呼吸抑制伴昏迷者应及早行气管插管，必要时使用呼吸机。

（3）对轻、中度中毒者，洗胃后可喂食浓糖水或静脉注射 50% 葡萄糖液，以补充能量，促进药物排泄。但不宜喂食浓茶水和咖啡等兴奋剂。

（4）对昏迷者应注意保温、翻身、擦浴，以免造成感染和压疮。

（5）必要时应用氟马西尼、贝美格、纳洛酮等药物进行救治。

5. 预防措施：催眠药中毒的预防，主要在于所有的催眠药均应有药名、用量等说明，还应妥善保管。

细菌性食物中毒的急救互救与自救

1. 基本概念：细菌性食物中毒指致病性细菌污染食物后，在适宜的温度、湿度和营养条件下大量繁殖，人吃了这种含有大量细菌及其毒素的食物后而引起的中毒。

2. 常见病因

（1）食品在宰杀或收割、运输、储存、销售等过程中受到细菌的污染，或违规宰杀并食用带菌的病禽、病畜。

（2）被致病菌污染的食物在较高的温度下存放，食品中充足的水分、适宜的温度及营养条件使致病菌大量繁殖或产生毒素。

（3）生吃食品，或在食用前未烧熟煮透，或熟食又受到生食交叉污染。

3. 主要症状

（1）一般食用 2～24 小时内，出现恶心、呕吐、腹痛、腹泻等。

（2）不同类型的食物中毒表现各有不同，有以频繁呕吐为主，呕吐物含胆汁、血性黏液；有以上腹部及脐周痛为主；有一天几次至几十次的腹泻，多为黄色稀便或水样便，也可见脓血便。

（3）可伴有发热、头晕、全身无力等。腹泻严重者导致脱水，甚至休克，一般预后好。

（4）如为肉毒毒素中毒，病死率较高。

4. 急救互救方法

（1）出现食物中毒早期症状，呕吐和腹泻不是很频繁者不要擅用止吐药或止泻药。呕吐和腹泻是机体排泄毒物的主要途径。

（2）鼓励中毒者多饮水并补充盐分，如饮盐水、盐糖水或含盐汽水等，以补充由于呕吐、腹泻所丢失的水分和盐分。

（3）卧床休息，予流质或半流质饮食，宜清淡。吐、泻严重者先禁食 8～12 小时，待病情缓解后再吃易消化的食物。一般 3～5 天内不进油腻食物。

（4）细菌性食物中毒通常不一定都需抗生素治疗。如有发热、急性胃肠炎症状，可酌情口服小檗碱（黄连素）、诺氟沙星等。

（5）发现中毒者出现手足发凉、面色发青、血压下降等休克症状时，应让其平卧，保暖，及时送医院治疗。

5.预防措施

（1）防止食物被细菌污染。

（2）控制细菌繁殖。

（3）充分加热是杀灭食品中细菌的有效方法。